30年かかって
一汁一菜

佐藤宏美

四季折々の食材で体を整える

春陽堂書店

もくじ

第１章 禅の教え「調食」は食の基本

第2章

四季を愛でながら健康になる「調食ごはん」

第3章

「一汁一菜歳時記」～春夏秋冬を彩る健康レシピ～

まずは押さえておきたい「調食ごはん」基本の〝き〟

春夏秋冬の実りを愛でる健康レシピ16選

はじめに

「一汁一菜」が健康のカギになる

「土日に休んでもだるい。からだの疲れが抜けなくてつらい……」

「熟睡できず、夜中に目が覚めてしまう」

「気分がスッキリ晴れない。モヤモヤとした不安感がある」

「健康に気を使っているのに、持病がよくならない……」


もしかしたら、あなたはこんな〝心身の不調〟を解消したいと思って、本書を手にとってくださったのでしょうか。これまで、「健康レシピ」や「食養生」に関する本に、目を通したこともあるかもしれませんね。

恐らく「医食同源（＝健康をつくるのは日々の食事である）」という言葉についてはご存じだと思います。健康や食に関する知識も、豊富にお持ちかもしれません。昨今では「健康になるための食事」や「からだによい食事のとり方」といった情報が、あふれているからです。

健康を維持するには、1日25ｇの「ナッツ」を食べるといい。
「チアシード」は、ヨーグルトと相性がいいから一緒に食べるとよい。
食物繊維が豊富な「グラノーラ」は、お通じをよくする。

こうした食事法やテクニックを取り入れれば、からだの調子を改善できるかもしれません。しかし、どれほどの人が、こうしたアイデアを、日々の食事で実践できているることでしょう。

「からだによいみたいだけど、毎日食べたい味じゃなかった」

「3日続けたが、いつの間にか食べなくなった」

こんなふうに「続かなかった」という人が多いのではないでしょうか。

その根本的な理由は、「今まで食べてきたものではないから」かもしれません。

食べ物は、私たちが毎日口にして、からだをつくる大切なものです。だからこそ、「続けられない」では、健康効果が得られないでしょう。それでは、私たちが毎日食べ続けられる「健康食材」とは一体なんでしょうか。

それは、古くから日本人が食べてきた「お米」です。

「え、毎日食べているお米なの？」と意外に思われるかもしれませんね。どんなおかずと取り合わせても、見事に調和し、食欲を増進させるのがお米です。

日々の食事はもとより、体調が優れないときには、おかゆにして、梅干し1個を入れて食べれば、からだの不調がすっとほどけます。パンもいいけれど、お米を食べると、なんだかほっとする。そう思う人も、少なくないのではないでしょうか。私もそのように感じる一人です。

とりわけおすすめしたいのは「白米」ではなく「玄米」です。なぜならば、玄米は比類なき〝完全栄養食〟だからです。

ビタミン、ミネラル、食物繊維が豊富なほか、私たちの健康を保つために必須とされる栄養素がバランスよく含まれています。とりわけ、炭水化物をエネルギーに変換する「ビタミンB群」が豊富に含まれているため、元気な毎日をサポートしてくれます。

日本は古来より「瑞穂《みずほ》の国」と呼ばれています。瑞穂とは、みずみずしく実りをつけた稲穂のことであり「稲がたくさん実る豊かな国」であることを表した言葉です。私たちのご先祖さまの生命《いのち》を支え、今を生きる私たちにも脈々と食べ伝えられてきた玄米こそが、私たちの「健康の源」になるのです。

栄養たっぷりの玄米ごはんに、何を取り合わせたらよいでしょうか。それは「一汁一菜」の食事スタイルです。一般的には「一汁三菜」がいいとされていますから、意外に思う人もいるかもしれませんね。

一汁三菜は、白ごはんに、汁物（スープ）１品の「一汁」と、主菜１品、副菜２品の「三菜」を取り合わせた食事のことです。たしかにからだによさそうです。しかし、毎日毎日、「一汁三菜」の献立を考えるのは、相当な労力を要します。私自身、実践できる自信はありません。

今は、共働きが当たり前の時代です。毎日、献立を考えるのは、本当に大変なことですよね。とりわけ、子どもがいる人は「毎日の食事をどうしよう……」と悩まれていることでしょう。

このように、家事や育児、仕事と並行して食事を手作りするのが、むずかしくなった時代だからこそ、食事の品数を最小限にした「一汁一菜」を食事の基本形にしてみ

からだと心を健康にする「一汁一菜」の基本

- 玄米ごはん（白米に「雑穀（五穀米など）」を混ぜた雑穀ごはんもＯＫ）
- 具だくさん味噌汁（四季折々の野菜をだしと味噌とともに煮るだけ）
- 漬物（梅干し１個 or たくあん２切れ or 麹漬けの野菜少々）

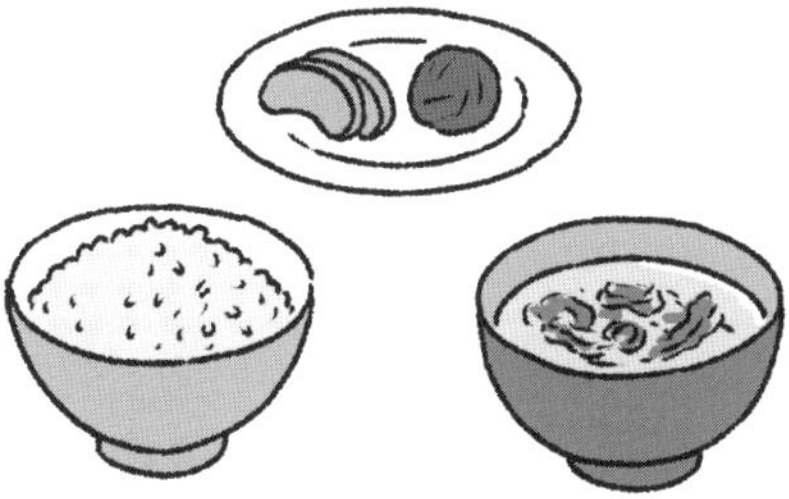

てください。

私の考える「一汁一菜」の基本は、上記のような取り合わせの食事です。基本さえ身につければ、どんなに忙しくても、一生続けられるほどシンプルなのに栄養満点の完全食。しかも、誰でもすぐに実践できます。

「一汁一菜」の食事スタイルを取り入れて、心身の健康を取り戻してください。

本書では「なぜ一汁一菜で健康になれるのか？」について、詳しくお話ししたいと思います。**「毎日続けられて、健康になれる。そんな食事があったら知りたい！」**と思う人は、ぜひ、本書を読んでみてください。

「調食《ちょうしょく》」とともに考えたいのは「どう生きるか」

私は「一汁一菜」こそが、健康をつくる食事の基本形だと考えています。この基本形に加えて、日々の食生活で取り入れるとなおよいポイントを含めたものを「調食《ちょうしょく》ごはん」として定義させていただきました。

「調食ごはん」の調食とは、１４００年前からある禅の言葉です。天台宗の開祖である智顗《ちぎ》（５３８年～５９７年）が、修行の心がまえを説いた「調五事《ちょうごじ》」の一つです。調五事では、修行の道に入る禅僧がととのえるべき項目として「調食」「調眠」「調身」「調息」「調心」の五つが示されています。

智顗は、調五事のうち、最初にととのえるべきものとして「調眠」と「調食」を挙げました。からだに合った食事を適量とり、睡眠も適度にとることが大事だと説いています。**「食事をととのえることが大切である」という「調食」の発想をヒントに、独自に体系化したのが、私の提唱する「調食ごはん」です。**

「調食ごはん」と聞くと、「健康になる食事や食べ方を解説したもの」と思われるかもしれませんね。確かに「からだにいい食材」や、「体調をととのえる飲み物」などを紹介したりしますが、実はちょっと違います。それだけでは不十分です。それは健康を形づくる枝葉《えだは》を知ることにすぎません。

からだが健康になる食事を知ること以上に「私たちが生かされていること」や、「人生をどう生きていくか」を知ることの方が、よほど大事なのではないかと、私は考えています。

それは「自然に寄り添って生きることの大切さ」や、「生命をつないでくれたご先祖さまへの感謝の思い」を再認識することだったりします。私が本書を通じて伝えたい根っこ（心）は、ここにあります。

心身の不調を感じる人が増え続けている今こそ、野に生える雑草のように、しなやかでたくましい〝心〟を取り戻しましょう。

多くの人が勘違いしているのですが、実は、食事を変えるだけでは、健康を取り戻すことはできません。「心のあり方」についても考えることが大切です。心身ともに健康になるために、いま一度「どう生きていくのか」について、一緒に考えてみませんか？

禅の教えに「平常心《びょうじょうしん》是《これ》道《どう》」があります。普段と変わらないごく当たり前の日常生活や、いつもどおりの心を保つことこそが「道」である（＝悟りを開く一歩である）という意味です。

「食と健康」で説くなら、その心は**「日々の食事と心の置き場所こそが重要であり、**

それが心身を健康に導く「一本道」です。

毎日、どんな食べ物を口にするのか（どんな「食歴」を刻んでいくのか）。日々をどのような心持ちで生きていくのか。その過ごし方が、自然に寄り添い、調和したものであれば、あなたはまちがいなく健康長寿になれるでしょう。

本書が、あなたやあなたの大切な人を、心身ともに健康に導く一冊になりましたら、これ以上に嬉しいことはありません。

素朴な疑問にお答えします

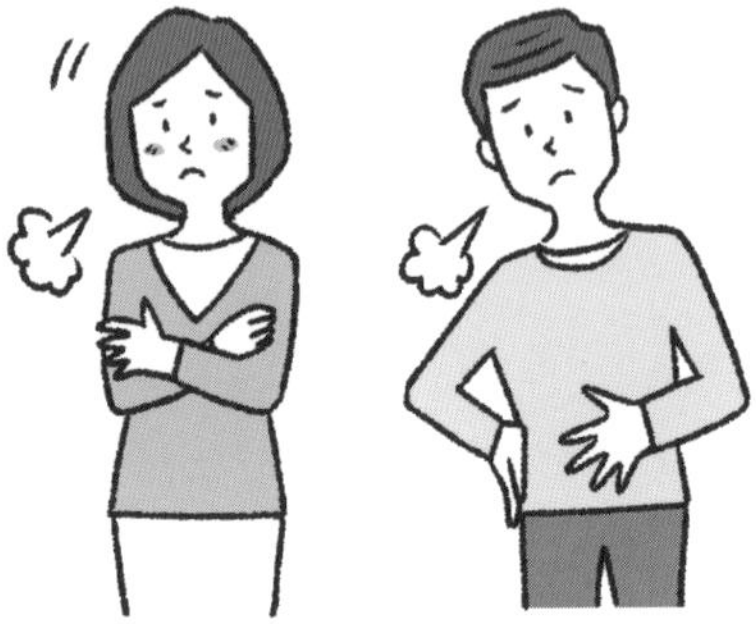

Q1 からだの調子が悪いです。どうしたら元気になれますか？

A

からだや心に不調がある場合、日常の食べ物や心のあり方になんらかの不具合が生じているかもしれません。まずは「一汁一菜」の食事スタイルを始めてください。また、自分が生かされていることへの感謝の思いを新たにしましょう。元気な心と健康なからだを取り戻せます。

心身の健康を取り戻す「調食ごはん」の解説は56ページへ

食事と健康にまつわる

Q2 フライドポテトやコーラが大好きでやめられません

A

ジャンクフード三昧の生活を続けると、からだに流れる血液が酸性に傾いてしまいます。生活習慣病などのリスクが高まるほか、心も不安定になってしまう可能性があります。酸性食品の量を減らすことを基本に、ジャンクフードを食べたいときには「アルカリ性食品」も食べて調和を心がけましょう。

アルカリ性食品の一覧表は104ページへ

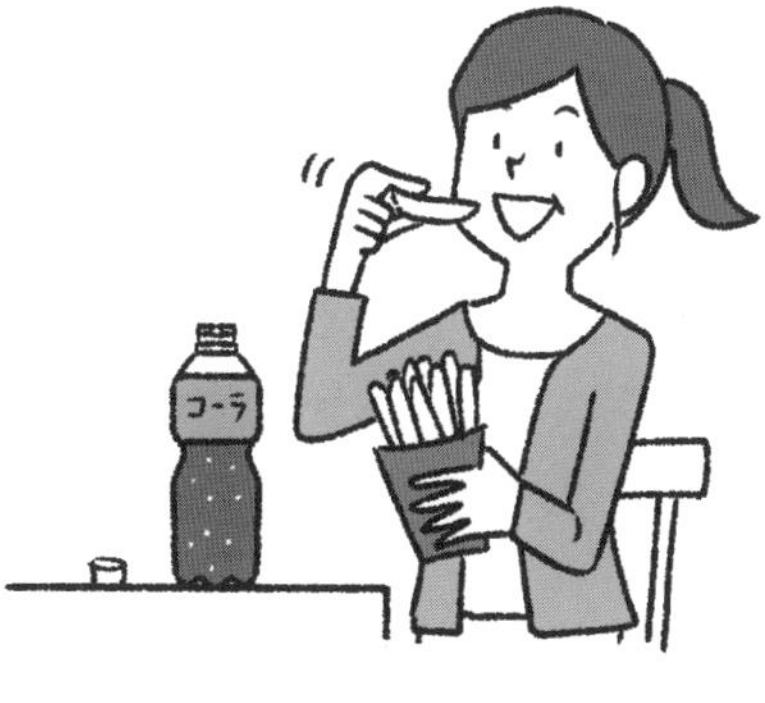

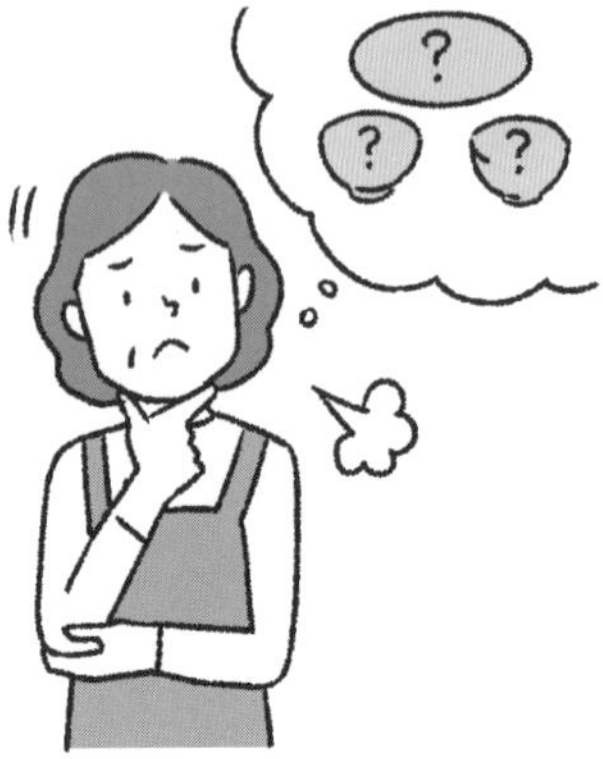

Q3　家事・育児・仕事で忙しく、毎日の献立を考えるのが大変です

A

家事・育児・仕事をこなしつつ、栄養バランスのよい食事を考えるのは大変ですよね。もしも「一汁三菜」に努めているならば、今日から「一汁一菜」に切り替えてみてください。実は、一汁一菜でも、玄米ごはん・具だくさん味噌汁・漬物の３点セットならば、栄養満点。シンプルな献立ゆえ毎日続けられる点でもおすすめです。

春夏秋冬の「一汁一菜レシピ」は120ページへ

Q4 手軽に作れて元気になれる「健康ドリンク」が知りたい！

A

元気が出ないときにおすすめなのが「梅醤番茶《うめしょうばんちゃ》」。種をとった梅干し１個をつぶし、しょうゆ１、２滴とすりおろしたショウガ汁に熱い番茶を注ぐ飲み物です。昔から、からだの調子をととのえる飲み物として飲用されてきました。私も日常的に飲んでいます。

元気になる「梅醤番茶」の作り方は151ページへ

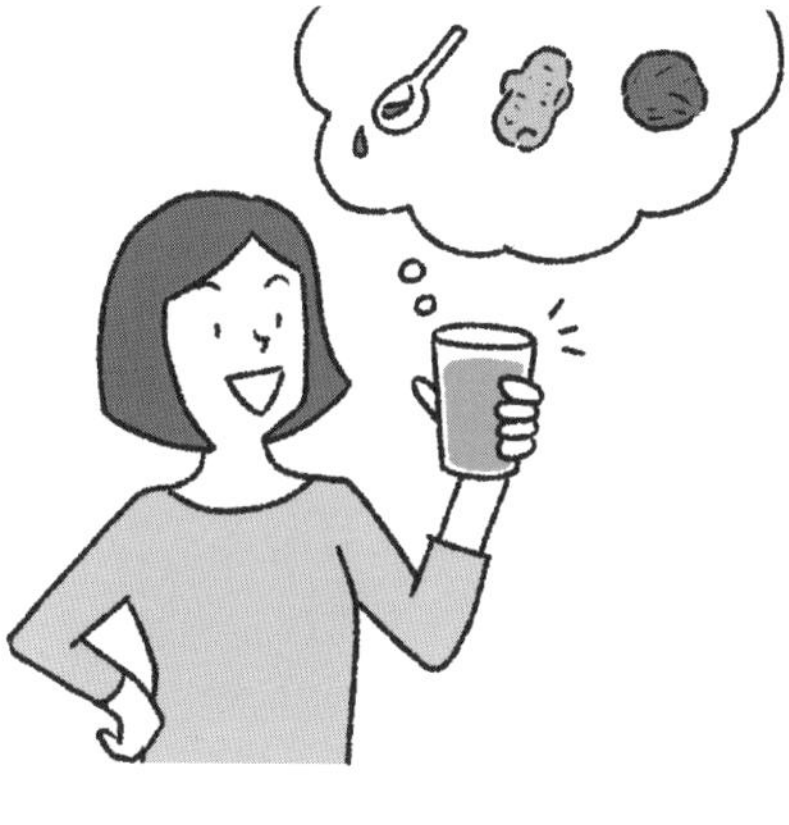

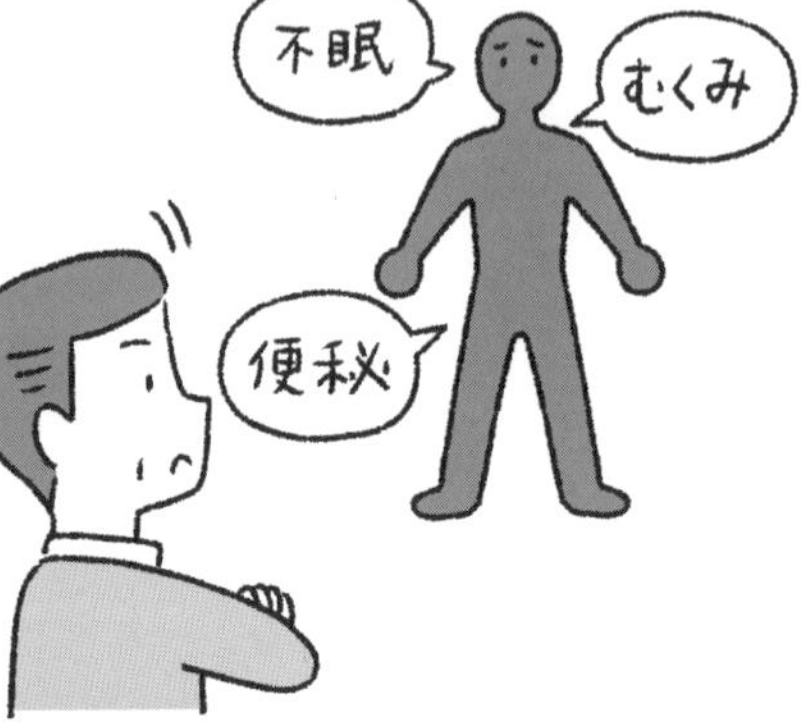

Q5 「からだの不調」をスッキリ解消できる食材を教えてください

A

心身の不調は人によってさまざま。「眠りが浅くてだるい」「便秘がち」「むくみやすい」「気分が落ち込む」など。心身の不調を取り除きたいならば、不調解消に効果のある食材・方法で食養生をしましょう。毎日続けることで、からだが元気になっていきます。

「症状別！食べて不調を解消する方法10選」は152ページへ

第1章

禅の教え「調食」は食の基本

31歳のときに襲われた謎の不調、原因不明の激ヤセ

心身の不調を取り除いて元気に過ごしたい。
晴れやかな気持ちで毎日を送りたい。

あなたは、こんな思いで、本書を手にとってくださったのかもしれませんね。「袖触れ合うも多生の縁」なんていいますから、少しでもお役に立てたら嬉しいです。

さて、あなたは、心身の不調を抱え、なんとなくどんよりとした気持ちで日々を過ごしているかもしれません。**実は、私も30年前は、心身の不調で思い悩み、もがいておりました。**ですから、まずは私の身の上に起こった出来事について、少しばかりお話ししたいと思います。

20代のころは、レコード会社で販売促進の仕事をしていました。結婚を機に専業主婦となり、元気でかわいい盛りの子どもたちの育児や家事に忙しい日々を過ごしていました。

そんなある日。私が31歳、上の子が5歳、下の子が2歳くらいのころでしょうか。いつもどおり、夕ごはんをみんなで食べていると、急に手足がしびれ、その場に倒れこんでしまいました。一瞬の出来事でしたが、これはまずいと思い、夫の車で救急病院に向かいました。31歳なんてまだまだ若いし、人並みに健康だと思っていましたから、自分が倒れたことは、本当にショックな出来事でした。

搬送先の病院で検査を受けました。しかし、医師からは「異常はありません。疲労が原因でしょう」といわれ、その日のうちに自宅に帰ることになったのです。

周りからは「大事に至らなくてよかったね」と声をかけられました。でも、手足のしびれを感じて倒れたとき、からだの半身もしびれたような感覚もあり私は、〝死への恐怖〟でいっぱいになりました。父親も脳梗塞を患っていましたから「もしかしたら、私もこのまま、死んでしまうのでは……」なんてことも頭をよぎりました。生きてきて31年間、一度も味わったことのない〝死への恐怖〟を、何の前触れもなく、突然味わわされたのです。

だから、「単なる疲労ですよ。心配しなくて大丈夫です」などと慰められても、納得できませんでした。

全身を駆けめぐった〝死への恐怖〟は、救急病院でお世話になって以来、尾を引きました。それ以来、心まですっかり不安定になってしまい、ちょっとでも体調を崩すと、どんよりとした不安に襲われるようになったのです。

人は死んだら、どこへ行くのだろう。

私が死んだら、子どもたちは大丈夫だろうか。

どんなに考えても答えが出るわけがないことばかりです。ただただ、不安に押しつぶされそうでした。暗闇の中をさまよい歩くような日々でした。

そうしたなかで、自然食・自然療法の大家として知られている東城百合子先生の書籍『やさしいお母さんの栄養学』（あなたと健康社）と出会いました。食との向き合い方や、からだを元気にする食事について書かれた本です。私の不調の原因は、これまでの食生活にあるのではないかという思いがよぎりました。

「食歴」という言葉があります。生まれてから今に至るまでに、食べてきた食事のことです。私の食歴についていえば、1人暮らしをしていた20代はひどいものでした。ファストフードで夕食を済ませたり、ろくに何も食べないで寝てしまったり……。自炊をほとんどしなかったので、フライパンを握るのもわずか、5kgの米袋が1年たっても消費できないほどでした。それくらい、食事に対して無頓着だったのです。

東城先生の本によって、これまでの食生活のまちがいに気づかされたのです。

その後、まもなくして「禅」の世界とも出会いました。死への恐怖や漠然とした不安にさいなまれるなかで、東北大学を退官され自宅で心療内科を開業されていた鈴木仁一先生のクリニックを訪れました。鈴木先生からは、こんな一言を投げかけられたのです。

「不安を感じて、大変だったね。そんなときは、お薬に頼るのも大事だけど、無心で坐《すわ》ることをすすめます」

この一言がきっかけで、禅の世界に足を踏み入れることになりました。そして、無心になって坐禅を組んだり、東城先生とお会いして話を伺ったり、本に書かれていることを実践したりするなかで、少しずつ、でも確実に、私の心身は変化していきました。**とても不思議なことに、死への恐怖も、薄紙をはがすように、ほどけていったのです。**

人間、どうしたっていつかは、必ず死ぬ。でも、今の自分は、どういうわけか、こうして生きている。でも、どうだろう。心臓を動かしているのは自分じゃない。じゃあ、どうして生きているの？　あぁ、私、自分で生きているんじゃなくて、生かされているんだ。

生死を決めるのは自分ではない。生命の親である自然の摂理に従えばよい。この世に生を受け、生かされている生命。自分の生命は、自然の一部。自然に生かされている限り、限りある人生を精いっぱい生きよう。

ただただ、私が生かされているこの現実に、身をゆだねればいい。

そう、つまり「お天道さまに生かされている」ということに気づいたのです。お天道さまとは、すべての生命の源です。お日さまのことではありません。

私たちの産みの親とは別に、あらゆるものに命を吹きこんでくれる、生命の源ともいえる存在がお天道さまです。

筑波大学名誉教授を務められていた村上和雄さんという方がいます。遺伝子研究の第一人者です。

村上さんは、生涯にわたり遺伝子研究をされてきましたが、「どうして、生きとし生ける生命が誕生するのか」については、とうとうわからなかったそうです。この地球に生命が誕生し、今もなお、生命が育まれ、子孫繁栄している現象そのもののことですね。どんなに研究しても答えが見つからないなかで、行き詰まり、「これは人間の英知ではたどり着けない謎だ」と思ったそうです。

そして、生き物に〝命〟を吹きこむ存在がいることを確信するようになったそうです。**その存在のことを、村上さんは「サムシング・グレート」と呼んでいます。**

目には見えないけれど、偉大な何か、つまり、私たちが一般的に認識するお天道さまのような存在のことですね。

村上さんは「人は、見えない偉大な存在のことを〝神様〟と呼ぶかもしれない。でも私はあえてサムシング・グレートと呼びたい」とおっしゃっていました。人間ではたどり着けない、大いなる存在。その存在を認めざるを得ないと、遺伝子の研究者がおっしゃるのは、とても興味深いことです。

私たちが生きていることは、奇跡そのものです。厳密には「生かされている」というのが正確な表現ですね。**お天道さまから授けられた生命。その生命をもって、生かされている限り、自分に与えられた役目に気づき、生命ある限り、精いっぱい生きていく。それが、生きるということなのだと、私は考えています。**死を考えることは、すなわち「自分の人生をどう全うするのか」を考えることなのです。

私にも、いつの日にか、この世に受けた生を終える瞬間が訪れます。それは、生命の源である〝お天道さま〟から「頑張って生きてきたね。還《かえ》ってらっしゃい」とお声がかかるときです。だから、悲観しなくていいのです。

私は、その日が来るまで、精いっぱい自分の使命を全うしようと思っています。私が今世に受けた使命は、「食」や「生命の大切さ」や「自然に寄り添った生き方」を、より多くの人に伝えていくことです。その方法として、料理教室を開いたり、子ども食堂「おりざの食卓」を運営したりしています。

からだの不調を感じるけれど、解決の手段が見つからない人、経済的に困窮している人、身近に頼る人がいないなかで子育てをがんばっている人、孤立してさびしい思いをしている人など、そのような人が少しでも気持ちが楽になり、前を向いて生きることができるよう、力になりたいと思っています。

あなたも今、本当につらい思いをされているとしたら、一人で不安を抱えこまないでください。私の体験をお話しして、元気を取り戻してほしい。本当の意味での健康を手に入れる方法を知ってほしい。そんな思いで筆を執りました。一歩一歩、できることから始めていきましょう。いつの日にか必ず、元気を取り戻すことができますように。

禅に学ぶ世界一の健康食「調食」とは？

冒頭でお伝えしましたが、調食とは、1400年前から脈々と受け継がれてきた禅の言葉の一つです。天台宗の開祖である智顗《ちぎ》が説いた「調五事《ちょうごじ》」に登場します。

調五事では、修行の道に入る禅僧がととのえるべき項目として「調食」「調眠」「調身」「調息」「調心」の五つが示されています。**なかでも「調食」は、仏道修行の妨げとならないよう、からだに合った食事を適量とることを説くものです。**

禅僧・智顗の説く「調五事」

- **調食**　適度な食事をとること。
- **調眠**　適度な睡眠をとること。

●**調身**　身体をととのえること。

●**調息**　呼吸をととのえること。

●**調心**　心をととのえること。

調食の考え方は、私たちにも〝真理〟となり得る万世不朽の教えです。時代が移ろうとも、調食の大切さは変わりません。**からだの不調を取り除き、健康長寿につながる食事のことを「調食ごはん」として定義させていただきました。**

私の提唱する「調食ごはん」には、大きく分けて三つの特徴があります。第2章で詳述しますが、ここで簡単に紹介します。

「調食ごはん」三つの基本
〜からだの不調を取り除き、健康長寿をかなえる〜

1. 「一汁一菜」を毎日の食卓に

ポイント❶　主食は「完全栄養食・玄米」を食べる
ポイント❷　「具だくさん味噌汁」を食べる
ポイント❸　日本の「漬物」や「発酵食品」を食べる

2. 四季折々の食材を取り入れ、食べ物の「陰陽」を知る

3. 自然に寄り添って生きる

ポイントはたったの三つ。とてもシンプルです。

基本となるのは、玄米ごはん（または雑穀ごはん）、具だくさん味噌汁（汁物）、漬物の3品から構成される「一汁一菜」を取り入れることです。また、四季折々の食材を、その陰陽に配慮しながら使うこと。

そして、もっとも大切にしてほしいのが、自然の偉大さに気づき、自然に寄り添って生きていくことです。

調食ごはんの基本はこれだけです。むずかしいことは一つもありません。**誰でもその日から実践できるくらいシンプル。それでいて、心身の健康を取り戻せる。それが「調食ごはん」なのです。**

前項でお話ししたとおり、私は31歳の若さで、救急病院のお世話になりました。この経験から、心身の不安を取り除きたい一心で、食べることや生きることについて、考え続けてきました。暗中模索の日々でしたが、自宅から始まった小さな料理教室は30年以上続いており、子ども食堂「おりざの食卓」も、おかげさまで7年目を迎えます。

ろくにフライパンを握ったことがなく、ジャンクフード三昧だった独身時代の自分が、食と深く関わりながら生きている今の私を見たら、心底驚くだろうと思います。現在のように、心身ともに健康で生かされているのも、奇跡的なことだと、つくづく思います。30年かかってようやくたどり着いた私なりの〝真理〟を伝えたいと思い、本書のタイトルを『30年かかって一汁一菜』にしました。

食と関わるようになってから、心やからだに不調を抱える人を数多く見てきました。そうしたなかで、自然に寄り添った手作りの食事こそが、健康をつくる土台であることを実感しています。

アトピー性皮膚炎が劇的に改善した。毎朝お腹を下していたが、すっかりよくなった。肌の調子がよくなって、若々しさを取り戻した。不眠だったが、スッキリと目覚められるようになった。生活習慣病を患っていたが、健康診断で検査数値が正常に回復した。精神的に不安定だった子どもが、おだやかさを取り戻した。
　このような声を、お聞きしています。30年間の経験から導き出された私なりの〝真理〟について、本書を通じてお伝えしたいと考えています。

　仏教の教えに「大道通長安《だいどうちょうあんにつうず》」という言葉があります。唐王朝の都・長安では、どの道を通っても長安にたどり着くことができます。
　それと同じように、仏道修行の究め方も決まったものはないとする言葉です。今では「幸せになる方法は一つではない」という教訓を含んだ言葉として語り伝えられています。

　心身の不調を解消するのも同じです。食生活の改善だけが手段ではないでしょう。しかし、日頃の生活習慣を変えたり、生き方を変えたりするのは、並大抵のことではありません。**しかし、食事を変えることは、そうむずかしいことではないはずです。だからこそ、食を変えることを「不調改善の第一歩」にしていただければと思いま**

す。

生きている限り、毎日、必ず口にするのが食事です。一日、一日と変わっていけば、必ずや心身は健やかさを取り戻していくはずです。あなたも、調食ごはん生活を始めて、イキイキと晴れやかな毎日を取り戻しましょう。

『典《てん》座《ぞ》教訓《きょうくん》』から「料理」の重要性を見直す

日本にある仏教の宗派のなかでも、浄土真宗に次いで信者が多いのが曹洞宗です。曹洞宗の開祖は道元《どうげん》。鎌倉時代初期の禅僧です。世界的にも有名な人物のため、ご存じの人も多いと思います。道元禅師は「料理をすること」を非常に大切なこととして説いていました。

道元禅師の記した書物に『典座教訓』があります。これは、禅寺の庫裡《くり》（台所）に

おける心がまえを記したものです。典座は、食事作りの責任者につけられる「役職名」ですから、典座の職責を全うするためのノウハウを説いた書物だといえます。

この典座教訓では、食事を作り、修行僧に食事をふるまう典座の仕事そのものが、大事な修行なのだと説かれています。

「古《いにし》え従《よ》り道心の師僧、発心の高士、充てられ来りし職なり。蓋《けだ》し一色《いっしき》の弁道に猶《よ》る。若し道心無くば、徒《いたずら》に辛苦に労して、畢竟《ひっきょう》益無きなり」

訳文：昔から、悟りを求める深い心をおこした人たちだけが、いつもあてられてきた職である。思うにそれは、典座という職が、純粋で雑念のない仏道修行そのものであることによる。したがって、もし悟りを求める心がなかったなら、無駄につらいことに心を煩わすだけで、結局なんの得るところもないのである。

出典：『熊本大学社会文化研究』（「道元『典座教訓』―言葉を理解するとはどういうことか―）
高橋隆雄／２００６年

食事を作り、ふるまうという行為そのものが、仏道の修行同然だと説かれています。禅の修行というと「坐禅」のイメージがありますから、やや意外に感じられるかもしれません。

しかし、仏道修行は坐禅をすることだけではありません。掃除や洗濯、畑仕事などの作務《さむ》（肉体労働）に至るまで、日々の生活すべてが、仏道修行です。そのため、心をこめて食事を作ることが修行の一環だという道元の主張には、なんら不思議はないのです。**食事を作るということは、日々の生きる糧をこしらえ、英気を養う大切な所作なのです**。毎日、当たり前のように行う料理の偉大さや尊さを、再認識させられますね。

しかし、昨今では、料理の重要性が忘れかけられているように思います。なぜならば、なんでもそろう便利な時代だからです。スーパーに行けば、お惣菜が売られていますし、フードデリバリーを頼めば数十分で食事が運ばれてきます。近くにあるコンビニでお弁当を買えば、食欲を満たすことができます。

しかし、出来合いの食事の毎日では、健康にはなれません。「新型栄養失調」という言葉をご存じでしょうか。摂取カロリーは足りているのに、からだに必要な栄養素が足りないことです。コンビニのお弁当の場合、野菜が少ないため、ビタミンやミネラルなどの必要な栄養素をまかなうことができず、知らず知らずのうちに不調になってしまうことがあります。

あなたの食事の栄養バランスを考えてくれる人はいません。自分の健康は自分で管理するしかありません。だからこそ、必要な食材を調達し、美味しくととのえる「調理」の工程が欠かせないのです。料理は、私たちの生命をつなぐ大切な行いです。改めて、そのことに気づいてほしいと思います。

手作りのお弁当が教えてくれたこと

どういうわけか、一人でコンビニ弁当を食べていると、どことなくさみしい気持ちになることがあるものです。心のやすらぎや安寧は、手作りの食事だからこそ、受け取れるものではないかと思うのです。

私が代表を務める特定非営利活動法人「おりざの家」には、孤食になりがちな子どもや高齢の人が、みんなで夕食をともにする子ども食堂「おりざの食卓」があります。新型コロナウイルス感染拡大の折には、お弁当の配食に切り替え、毎回１４０食を、ボランティアの人と一緒に心をこめて手作りしていました。

昨今では、経済的に苦しい人や家族に関する問題を抱える人がとても増えています。そうしたなか市役所からの紹介で、シングルマザーと出会いました。

その人は子どもと自分自身のお弁当を2つ受け取り、持ち帰りました。家に帰り、お弁当を食べようとしたときに、どういうわけか、涙があふれて止まらなくなったと話してくれました。どういう事情があるのか、気になったので「どうしてそんなに泣

いてしまったの？」とお聞きすると、
「私、今までの人生で、頼りになる人がなく、人の愛情っていうのを、ほとんど感じずに生きてきました。でも、このお弁当を広げた瞬間に、ものすごくあたたかいものが、心のなかに、じわっときて……。もしかして愛情ってこういうものなのかなって思ったら、わけもわからず、ただただ、涙があふれ出てきたんです。どうしても涙が止まらなかったので、泣きながらお弁当を食べました」

女性は私たちの手作りに込められた愛情をしっかり受け取ってくださったのですね。**手を尽くすこと、心を尽くすことを、おろそかにしてはいけないんだなと、改めて気づかされました。**

あるとき、「もしも元気になったら、何か人のためになることをしたいと思っています。それが私の目標です」と、話してくれました。その姿に、心なしか明るい表情が読みとれました。

手作りには、人の心持ちまで変えてしまう力があるんだと感じました。彼女とのやりとりは、一生忘れられない出来事として、私の胸に刻み込まれています。

道元禅師の有名な言葉に「他《た》是非我《これわれにあらず》」があります。何事も自分でやってみようという意味です。日々が忙しかったり、料理の経験がほとんどない人は、手作りするのがむずかしい場合もあると思います。私自身も、独身時代は料理経験がほぼゼロでしたから、気持ちはとてもよくわかります。**可能な範囲で、出来合いに頼らず、料理をすることにチャレンジしてほしいと思います。週に2日でも3日でもいいと思います。**それが必ずや、あなたや家族、大切な人の心身の健康を築く礎になるはずです。

道元が教える「料理する人の心得3カ条」

曹洞宗の開祖・道元は、料理は仏道修行と同じであると説きました。日々の料理をおろそかにしないことは、心磨きに通じる所作だと考えているのです。『典座教訓』

には、今の私たちに必要な知恵と教えが、たっぷりと詰まっています。本項では、その一部を抜粋し「料理をする人の心得3カ条」として紹介したいと思います。

出典：『熊本大学社会文化研究』（「道元『典座教訓』―言葉を理解するとはどういうことか―）
高橋隆雄／2006年

道元の教え❶ 四季折々の食材を用いて「食べる人」のことを思って料理しよう

「食事を作るには、必ず仏道を求めるその心を働かせて、季節にしたがって、春夏秋冬の折々の材料を用い、食事に変化を加え、修行僧たちが気持ちよく食べられ、身も心も安楽になるように心がけなければならない」

四季折々の**「旬の食材」を、料理に取り入れることの大切さを説いています。**夏には、トマトやナスなどのみずみずしい野菜を食べたくなりますし、冬にはダイコンやニンジンの煮込み料理であたたまりたくなりますよね。禅僧たちが英気を養い、より一層修行に励めるよう、旬の野菜を取り入れることを提唱しています。美味しいものを食べると元気が出るのは、昔も今も変わらないということですね。

旬の野菜を食べるのは、栄養面でも理にかなっています。例えば、ホウレンソウ。今では季節問わず一年中、スーパーに並んでいますが、旬は秋から冬です。**この時期に収穫されるホウレンソウのビタミンCは、夏の3倍も多く含まれていることがわかっています。**冬の寒さに耐えたホウレンソウは甘みも増すため、より美味しく感じられるのも嬉しいですね。

旬の野菜を食べることは、美味しさと栄養価の面からもいいことずくめです。自然が与えてくれる〝恵み〟そのものといえるでしょう。

この一節には、もう一つ大切な教えがあります。それは「**修行僧たちが気持ちよく食べられ、身も心も安楽になるように心がけなければならない**」ということです。相手への思いやりをもって料理することの大切さを教えています。

料理をするからには「美味しいね」と、食べてもらえることが一番です。私も、ブロッコリーをゆでるときなどは、食べる人の好みや年齢に応じて、変化をつけるようにしています。若い人向けには、固ゆでにしてシャキシャキとした食感や歯ごたえを味わってもらいます。何といっても青々として見た目もきれいですから、その方が喜ばれます。しかし、高齢の人に食べてもらう場合には、多少やわらかめにゆでます。その方が食べやすく、消化の負担にもならないからです。

野菜の切り方も同じです。マクロビオティックでは、繊維に沿って切るのがよいとされています。私もそのとおりにすることが多いですが、それも作る相手次第で変えています。例えば、子どもや高齢の人のために料理するときには、わざと繊維を断ち切るようにカットします。大人のためにシチューを作るときは、野菜がゴロゴロ入っていた方が喜ばれますから大きめにカットします。このように、レシピは「あくまで参考程度に」という心づもりでいると、みんなが笑顔で食べてくれるようになります。

特に、子どもが偏食だったり、なかなか野菜を食べないときや、高齢の家族がいるときなどは「どうしたら、美味しく食べてもらえるかな」と考えて、ゆで具合や切り方に一工夫を加えてみましょう。ちょっとした心遣いが、食卓に笑顔の花を咲かせます。

道元の教え❷　「食材」を余すところなく使い切る

「一粒の米も無駄にはせず、材料の多少や質の善し悪しをあげつらってはいけない。ひたすら誠意を尽くして調理をする」

「一本の野菜を手に取り、一丈六尺の仏の身として用い、十分に活用し、また一丈六尺の仏身を一本の野菜にこめて、これを大切に用いることができるのは、これこそ本当の神通力というものであり、また典座の自由自在なはたらきでもあり、仏としての仕事である教化でもあり、またすべての人々を利することでもある」

いずれの一節も、食材をムダなく使うことの大切さを伝えています。**食材に感謝の心をもって、余すところなく使い切りましょうということですね。**「一物全体《いちぶつぜんたい》」という言葉があります。食べ物は根っこから葉の先まで全体で一つの生命であり、余さずいただくことが大切だということです。

日頃、私も「一物全体調理」を実践しています。例えば、ダイコンの葉の部分は捨ててしまう人も多いですが、葉には、捨てたらもったいないほど、栄養素が豊富に含まれています。可食部１００ｇあたり、βカロテンは３９００μg、葉酸は１４０μg、ビタミンCは53mg、ビタミンKは２７０μgです。とりわけ、βカロテンは葉にしか含まれておらず、１００ｇ換算の含有量は、ホウレンソウとほぼ同等です。カリウムやカルシウムなどの栄養素も、葉の方が根っこよりも豊富です。ダイコンやニンジン、カブなどの根菜類の葉は細かく刻んだりして、余すところなくいただきましょう。

葉だけでなく、皮もむかずに、そのまま食べてみてください。なぜならば、野菜は中心部よりも皮にこそ、豊富な栄養素が含まれていることが多いからです。例えば、ニンジンの皮には、中心部分と比べて2・5倍ものβカロテンが含まれています。ゴボウの皮も、中心部よりもポリフェノールが2倍も多く含まれています。それは、外敵から身を守り、ぐんぐん成長するために、皮の周りに多くポリフェノールを張りめぐらせ、皮を通じて成長に必要な養分を吸収するためともいわれています。

自然が生き抜くために備えた栄養パワーをいただくと元気になれるのは、こういった理由からなのです。

葉や皮、根っこなどの捨てられる部分に秘められた偉大な力を忘れてはなりません。**「ごく無造作に捨ててしまう部分こそ、栄養素の宝庫」というのは、食のイロハを教えてくださった東城先生の言葉です。**「かたくて食べにくい」と、捨ててしまうのではなく、細かく刻んだり、煮込んだりして、余すところなくいただきましょう。野菜に秘められた生命のパワーが、きっとあなたを健康に導いてくれるはずです。

道元の教え❸

食器や道具を大切に扱う

「食器、道具類も心をこめて洗い清め、きちんと手順よく片づける。調理も無駄のない作業で理にかなった方法で行う」

調理道具のお手入れもしっかり行うことが大切だと説いています。**「調理道具があるからこそ、食べ物を美味しく調理できる。調理道具にも感謝の心をもとう。手入れして大事に扱いましょう」というメッセージです。**

料理はとても身近な行いですが、実は調理道具の存在に支えられています。包丁、まな板、フライパン、鍋、おろし器、ざる、ボウル、菜箸。こうした一つひとつの調理道具のおかげで、日々段取りよく行うことができます。だから、乱暴に扱えないし、粗末にはできません。

既にお話ししたとおり、独身時代の私は、5kgの米袋が1年たっても消費できず、自炊とはほど遠い生活を送っていました。そんな私が嫁ぎ、三世代同居の生活が始まりました。義母が行っていた日課には驚きました。食事の後にお茶わんを洗ってきれいにするのは当たり前のことですが、使った調理道具もピカピカになるまで、一生懸命磨きあげていたのです。ここまでちゃんとするものなのだと驚いていたら、ガスコンロの周りも、水回りも、きれいに掃除をし、最後は台所の床を雑巾で拭きあげていました。ここまでが義母が行う毎日の台所仕事でした。

母親は家業で忙しかったため、ここまで徹底してはいませんでした。だからでしょうか、義母の家事には、軽いカルチャーショックを受けたものです。

私は、台所を大切にすることを義母の背中から教わりました。**母親から教えてもらう機会がなくても、身近な人から教えてもらうことは意外と多いものです。**毎日頑張って生きているあなたが、心身ともに元気を取り戻せるよう、30年間で得た知恵を少しでもお伝えできたら幸いです。

第2章

四季を愛でながら健康になる「調食ごはん」

春夏秋冬の実りで心身の活力を得る「調食ごはん」とは？

第2章では、心身ともに健康になれる「調食ごはん」について、詳しく紹介したいと思います。第1章でお伝えしたとおり、私が定義する調食ごはんには、三つの特徴があります。一つずつ説明したいと思います。

「調食ごはん」三つの基本
～からだの不調を取り除き、健康長寿をかなえる～

1．「一汁一菜」を毎日の食卓に

忙しい毎日でも作れて栄養満点の「一汁一菜」をいただく。玄米ごはん（または雑穀ごはん）、具だくさん味噌汁（汁物）、漬物の3品を食事の基本にする。

ポイント❶　主食は「完全栄養食・玄米」を食べる

からだの調子をととのえる栄養素がたっぷりと含まれた玄米ごはん（玄米が苦手な場合は「分《ぶ》づき米」や「雑穀ごはん」）を食べる。

ポイント❷　「具だくさん味噌汁」を食べる

一汁一菜の「一汁」として「具だくさん味噌汁」を食べる。季節ごとに旬を迎える栄養満点の野菜を中心に、7、8種類の野菜を煮て作る。

ポイント❸　日本の「漬物」や「発酵食品」を食べる

一汁一菜の「一菜」として「梅干し」（漬物）を食べる。そのほか、たくあんや納豆などの「発酵食品」を食べるのもよい。これらを食べることで、腸内環境がととのい、食べ物の栄養素をしっかりと吸収することができる。

2. 四季折々の食材を取り入れ、食べ物の「陰陽」を知る

食べ物には、からだをあたためる「陽」の食材と、からだを冷やす「陰」の食材がある。四季やその日の体調に合わせて、陰陽の食材をミックスすることで、からだの不調を取り除く。

3. 自然に寄り添って生きる

〝生命の源〟であるお天道さまの存在に気づき、感謝する。また、生命をつないでくれたご先祖さまに思いを寄せ、そのおかげで「今の自分がある」ということを自覚し、感謝の心をもって日々を生きる。

1. 「一汁一菜」を毎日の食卓に

ポイント❶ 主食は「完全栄養食・玄米」を食べる

調食ごはんの基本構成は、玄米ごはん、具だくさん味噌汁、漬物の一汁一菜です。

からだと心を健康にする「一汁一菜」の基本

- ●玄米ごはん（白米に「雑穀（五穀米など）」を混ぜた雑穀ごはんもＯＫ）
- ●具だくさん味噌汁（四季折々の野菜をだしと味噌とともに煮るだけ）
- ●漬物（梅干し１個 or たくあん２切れ or 麹漬けの野菜少々）

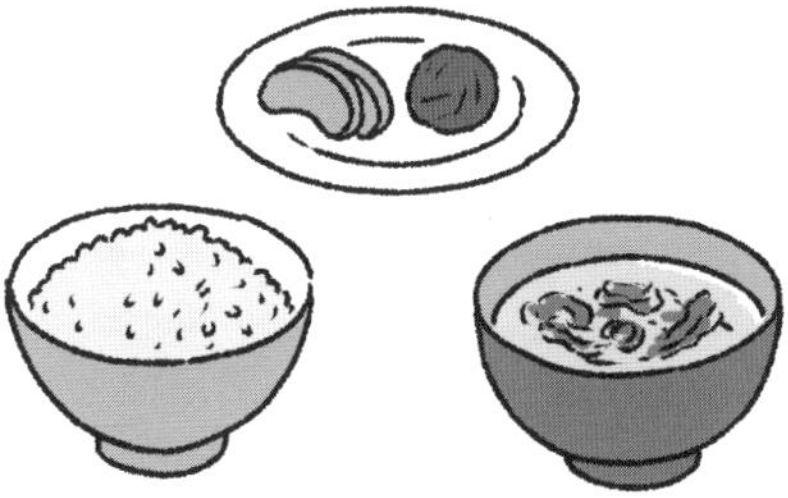

一般的には、白ごはんに、汁物（スープ）1品の「一汁」と、主菜1品、副菜2品の「三菜」を取り合わせた「一汁三菜」がバランス栄養食だといわれていますから「一汁一菜で栄養がとれるのだろうか」と思う人もいるかもしれません。

しかし、手間暇をほとんどかけない「一汁一菜」でも、日々の健康を支える栄養素はじゅうぶんまかなうことができます。**なぜならば、調食ごはんの一汁一菜は、白**

米ではなく「玄米ごはん」を食べるのが基本だからです。これが、一般的にいわれる「一汁一菜」や「一汁三菜」との大きな違いであり、調食ごはんならではの特徴です。

なぜ、玄米ごはんがよいのでしょうか。

それは玄米が、精米された白米と異なり「生命ある食べ物」だからです。

玄米は生きている食べ物ですが、白米は次の生命を生み出すエネルギーが失われてしまった食べ物なのです。

玄米の粒と白米の粒を、湿らせた脱脂綿の上に置いておく実験があります。2週間ほどすると、玄米からは芽が出てきますが、白米からは芽が出ません。芽が出ないどころか腐ってしまいます。玄米は、生きた食べ物なのですね。生命力あふれる食べ物を食べると、からだのなかからエネルギーが満ちあふれるのを実感します。また腹のすわる感覚を味わうことができます。これは当然ともいえる現象です。

事実、生命力あふれる玄米は「完全栄養食」です。それくらい、私たちに必要な栄養素がバランスよく含まれている食べ物なのです。胚芽やぬかなどの部分に、ビタミンB_1、ビタミンB_2、ビタミンB_6、ナイアシン、パントテン酸、葉酸、ビオチンなどの「ビタミンB群」が豊富に含まれているのが、玄米なのです。

ビタミンB群には、炭水化物の消化吸収を助ける働きがあります。炭水化物はエネルギー源ですが、炭水化物を食べただけでは、エネルギーとして有効活用できません。これは、意外と知られていないことです。

食べた炭水化物をエネルギーとして使うには、ビタミンB群が必要です。玄米にはビタミンB群が豊富に含まれているため、元気なからだを維持したいと思うのであれば、ぜひ玄米を日常的に食べるべきだというわけです。

例えば、ビタミンB_1の必要な摂取量は年齢に応じて1日あたり「0・9～1・4㎎」ほどです。玄米には、180gあたり0・72㎎ほどのビタミンB_1が含まれています。1食ちょっとで、1日に必要なビタミンB_1を補うことができます。これは、白米の8倍の量に相当します。お天道さまは、私たちに必要な食べ物を初めからちゃんと与えてくださっているのですね。私たちはそれにあまり手を加えず素直にいただくことが大切なのかもしれません。

玄米に含まれているビタミンB群

・ビタミンB_1：白米の8倍
・ビタミンB_2：白米の2倍
・ビタミンB_6：白米の10・5倍
・ナイアシン：白米の14・5倍
・パントテン酸：白米の2・6倍
・葉酸：白米の3・3倍
・ビオチン：白米の5倍

皆さんもご存じのとおり、白米にも炭水化物が含まれています。しかし、精米の過程で、胚芽やぬかなどがごっそりと取り除かれてしまうため、ビタミンB群がほとんど残りません。炭水化物のエネルギー転換がじゅうぶんに行われないため、食べてもエネルギーになりにくいです。

しっかり食べているはずなのに、力が湧いてこない。なかなか疲れが抜けない。ちょっと動いただけで、疲労感をおぼえる。そのような場合は、白米から玄米に変えてみることをおすすめします。慢性的にビタミンB群が不足している可能性があるからです。

白米を食べ始めた江戸時代から「江戸わずらい」という病気が出現したことはご存じでしょうか。現代でいう「かっけ」で、ビタミンB_1欠乏症です。ビタミンB_1不足による影響は深刻です。便秘や食欲不振、不眠症、むくみのほか、ひどい場合には心臓や神経系の疾患を併発するからです。

ビタミンB_1不足が、江戸時代に新しい病気を生み出したというのは、驚くべき事実です。玄米に含まれている栄養素は、精米の過程で70～80％ほど失われてしまいますから、意識的に玄米を取り入れたいものですね。

玄米には、食物繊維も豊富に含まれています。食物繊維をしっかりとると、病気にかかりにくいからだをつくれます。私たちを病気から守ってくれる免疫細胞の70％は腸に存在しており「腸は最大の免疫器官である」といわれています。

食物繊維がたっぷり含まれた玄米ごはんを毎日食べれば、腸内環境が改善されて、病気に負けないからだになるというわけです。ごはん１００ｇあたりの比較では、玄米の方が、白米よりも４・６倍多いことがわかっています。わざわざ白米にして食べるなんてもったいないですね。

玄米は、ミネラルも豊富です。エネルギー代謝を促し、心身のバランスを正常に保つ役割があります。ミネラルが不足すると、食欲不振、からだの冷え、集中できない、めまいがする、肩こりがひどい、肌荒れなど、さまざまな不調を引き起こすことが知られています。そのため、ミネラルも毎日とりたい重要な栄養素です。

ミネラルは、カルシウムやリン、カリウム、マグネシウムなど、さまざまな種類があります。種類によって異なる働きがあるため、一つの食材のなかに、多様なミネラルがバランスよく含まれているのが望ましいです。もしくは、さまざまな食材から多様なミネラルを取り入れることが大切です。その点、玄米には、9種類のミネラルが、バランスよく含まれているため、からだの不調改善にピッタリな食べ物だといえます。

玄米に含まれているミネラル

・カルシウム：白米の2・3倍
・リン：白米の3・8倍
・カリウム：白米の3・2倍
・マグネシウム：白米の7倍
・鉄：白米の6倍

・亜鉛：白米の１・３倍
・銅：白米の１・２倍
・マンガン：白米の２・９倍
・モリブデン：白米の１・１倍

生命力あふれる食べ物である玄米には、日々の健康維持に欠かせないビタミン、食物繊維、ミネラルなどの栄養素をしっかり補給でき、次の生命を生み出すエネルギーがある。これが、玄米ごはんを食べる最大の理由なのです。

もしかしたら、玄米に対して「ボソボソしていて食べにくい」「かたい」というイメージをもっている人も多いかもしれません。しかし、圧力鍋や土鍋を使えば、驚くほど美味しく炊くことができます。

とはいえ、白米を食べなれていると、どうしても玄米は食べられないという人には

「分《ぶ》づき米」をおすすめします。分づき米とは、玄米から胚芽やぬかなどを一部残して精米した米です。一般的には精米の度合いに応じて「三分《さんぶ》づき」「五分《ごぶ》づき」「七分《しちぶ》づき」などの分づき米があります。精米度合いが少なく、胚芽やぬかが多く残っているのが「三分づき米」で、白米に近いのが「七分づき米」です。玄米に慣れていない人は、七分づき米から始めてみてはいかがでしょうか。

白米がよい人は、ヒエ、アワ、キビの雑穀や、黒米、赤米などの古代米、発芽玄米などを混ぜこんで食べるのもいいと思います。雑穀ごはんは、飲食店で目にする機会も増えていますね。スーパーのお米コーナーに置いてありますので、お好みの商品を利用してみてください。

　雑穀は、炊飯する白米の20％程度を目安に炊飯器で炊くだけでＯＫです。精米をする過程でそぎ落とされた栄養素を補うことができます。とても食べやすいのでおすすめです。

「ごはんをしっかり食べているはずなのに、疲労感が抜けない……」という人は、必要な栄養素が足りていない可能性があります。毎日の食卓に、活力を与えてくれる玄米ごはん（または分づき米、雑穀ごはん）を、ぜひ、取り入れてみてください。

ポイント❷ 「具だくさん味噌汁」を食べる

栄養たっぷりな玄米ごはんですが、玄米には含まれていない栄養素や、含有量が少ない栄養素があります。ビタミンA（βカロテン）、ビタミンC、ビタミンKや、カルシウム、タンパク質などです。

玄米ごはんで補えない代表的な栄養素

●ビタミンA（βカロテン）
発育を促進する／肌（皮膚）の健康を保つ／鼻やのどなどの粘膜を健康に保ち、細菌からからだを守る

●ビタミンC

病気やストレスに強いからだをつくる／肌（皮膚）の健康を保つ／鼻やのどなどの粘膜を健康に保つ／鉄の吸収率を高める／生活習慣病を予防する／アンチエイジング

●ビタミンK

骨の形成を促進する（骨粗しょう症の予防）／出血時に血液を凝固する

●カルシウム

骨の形成を促進する／精神を安定させる／筋肉の働きを正常に保つ（てんかん予防）

●タンパク質

からだをつくる／ホルモンの分泌などからだの機能を正常に保つ／病気を予防す

る（免疫力の正常化）／筋力を維持する

これらを補うために飲みたいのが「具だくさん味噌汁」です。その名のとおり、さまざまな野菜を煮た味噌汁のことです。7、8種類の野菜があるとよいですね。豆腐や油揚げなどの大豆加工品を加えるのもおすすめです。野菜には、玄米に含まれていないビタミン類が豊富なため、毎日の健康を力強くサポートしてくれます。

ビタミンが豊富に含まれている野菜の例

●ビタミンA（βカロテン）が豊富な野菜：
ニンジン、モロヘイヤ、ホウレンソウ

●ビタミンCが豊富な野菜：ブロッコリー、モロヘイヤ、カボチャ、ジャガイモ

●ビタミンKが豊富な野菜：
ブロッコリー、モロヘイヤ、コマツナ、ホウレンソウ

具だくさん味噌汁を作る際には、ポイントが一つあります。それは、四季折々の「旬野菜」を中心に選ぶということです。旬は自然が与えてくれた恵みです。自然の摂理に素直に従って、四季折々の野菜から、パワーをいただきましょう。それが、健康なからだづくりに不可欠なことです。

事実、季節外の野菜よりも旬野菜の方が、栄養が豊富に含まれています。例えば、ホウレンソウのビタミンCは、旬である秋から冬がもっとも高く、通常時の3倍も多く含まれています。夏のホウレンソウは100gあたり20mgですが、冬には60mgにアップします。夏が旬のトマトのβカロテンは、秋に比べて2倍多く含まれています。ニンジンのβカロテンは、冬に比べて初夏が2・5倍、ブロッコリーは夏に比べて初春が4倍多く含まれています。ジャガイモのビタミンCは、春よりも夏が5倍も多くなっています。

「旬」かそうでないかが、栄養素を大きく左右することがわかりますね。甘みも増して美味しい点でも、旬野菜は魅力的です。

もう一つ嬉しいのが、旬野菜の方が、お手頃価格で入手できることです。例えば、キュウリの旬は夏から秋あたりで、6月の1kgあたりの価格は220円程度です。1月ごろの寒い時期になると509円程度になります（2022年・2023年　東京都中央卸売市場調べ）。300円ほども価格差がありますから、その差は歴然です。栄養満点・美味しい・お手頃と、三拍子そろった旬野菜。取り入れなきゃ損ですね。

四季折々の旬野菜を愛でながら、自然のパワーをいただく。これが、具だくさん味噌汁で大切にしたいことです。

玄米に少ない「カルシウム」と「タンパク質」の一部は、味噌で補うことができます。昔から「味噌汁は医者殺し」「味噌汁は朝の毒消し」などといわれているくらい、からだにいいスーパーフードです。ぜひ食卓に、1杯の味噌汁を取り入れてみてください。

野菜の旬 早見表

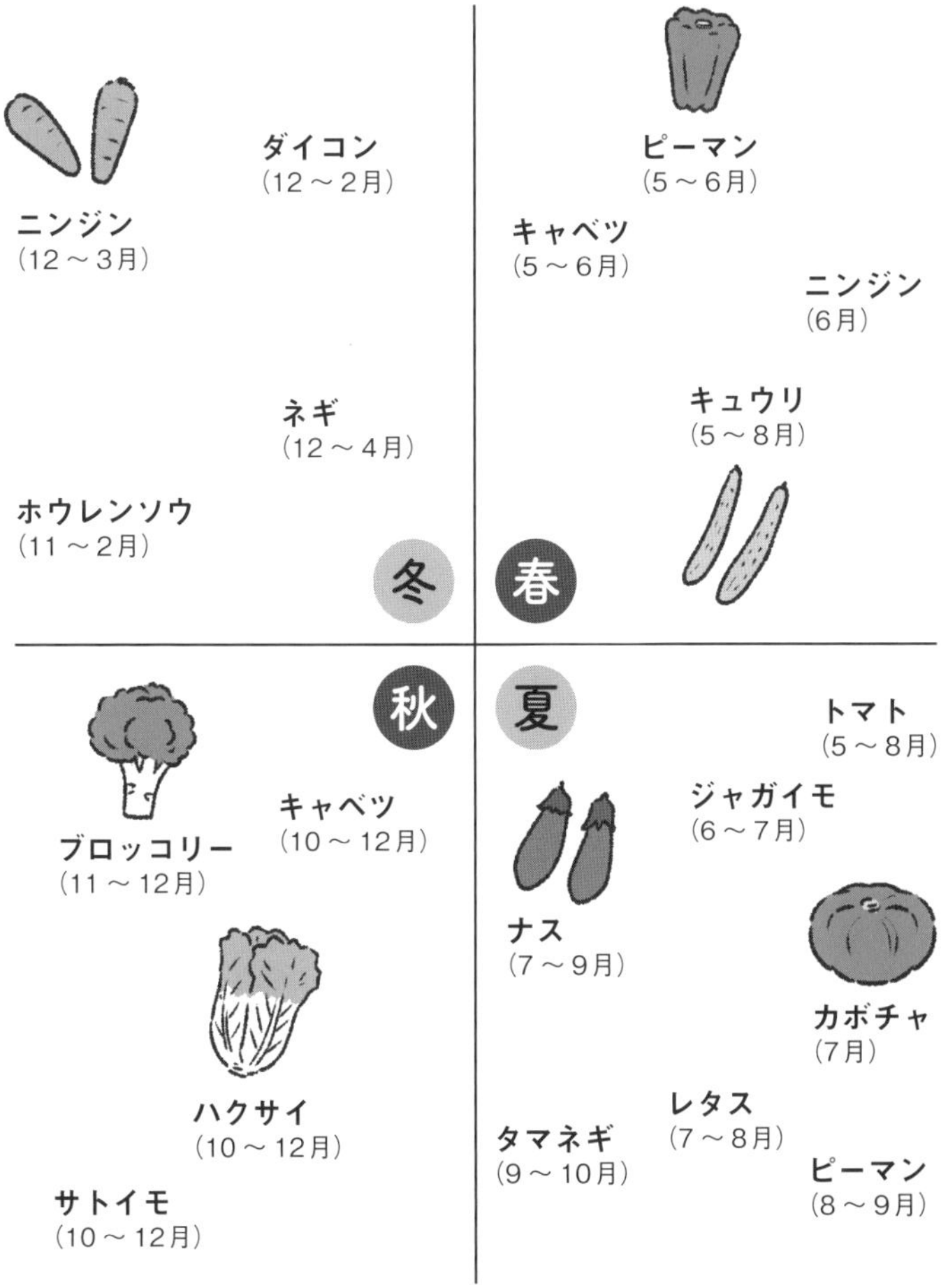

参考：独立行政法人農畜産業振興機構「食べて知る、野菜の底力」
https://www.alic.go.jp/koho/kikaku03_000610.html

味噌に秘められた健康効果
・「病気にかかりにくいからだ」をつくる 生きたまま腸に届きやすい「植物性乳酸菌」が含まれている。善玉菌を増やすため、腸内環境がととのい、病気にかかりにくいからだになる。
・「生活習慣病」を予防する 「レシチン」には、悪玉コレステロールの吸収率を低下させる効果があり、血栓予防になる。一方、「サポニン」には、血糖値の上昇を抑える効果があり、糖尿病、脳梗塞、心筋梗塞、動脈硬化などの予防に期待できる。
・「胃がん」を予防する 味噌の酵素・酵母の働きによって生成される「脂肪酸エチル」に、がんの抑制効果が認められている。味噌汁を毎日飲む男性は、飲まない男性に比べて胃がんによる死亡率が33%ほど低い（27万人を対象にした調査）。
・精神を安定させる 「幸せホルモン」であるセロトニンの材料「トリプトファン」が含まれているため、精神安定や鎮静効果、安眠効果が期待できる。
・若々しさを保つ 味噌に含まれる「大豆サポニン」「大豆イソフラボン」「ビタミンE」には、からだの老化の原因になる活性酸素を除去する「抗酸化力」がある。アンチエイジング効果が期待できる。

カルシウムが豊富な食品	タンパク質が豊富な食品
・シラス	・ササミ
・シシャモ	・豚ヒレ肉
・サクラエビ	・鶏ムネ肉
・イワシの缶詰	・マグロ
・サバの缶詰	・カツオ
・木綿豆腐	・サバ
・高野豆腐	・サケ
・納豆	・卵
・厚揚げ	・蒸しダイズ
・コマツナ	・ガンモドキ
・ミズナ	・ソラマメ
・ナノハナ	・エダマメ
・切り干しダイコン	・トウモロコシ
・ヒジキ	・ブロッコリー

味噌汁に旬野菜を取り入れることに加えて、心がけてほしいことがもう一つあります。**それは、野菜を「全体で一つの生命」と考え、余すところなく丸ごと食べる「一物全体食」を行うことです。**かたくて食べにくい皮や葉にこそ、豊富な栄養素が含まれているからです。ダイコンやカブの葉や、ゴボウやニンジンなどの皮を捨ててしまうのは、とてももったいないことです。小さく刻んだり、煮込んだりして、美味しくいただきましょうね。

ポイント❸ 日本の「漬物」や「発酵食品」を食べる

一汁一菜の「一菜」として「漬物」を食べましょう。たくあん、納豆などの「発酵食品」も積極的に取り入れましょう。これらを食べることで、腸内環境がととのい、食べ物の栄養素をしっかりと吸収できるようになります。それが、健康なからだづくりに欠かせないことです。

「一菜」として、もっともおすすめしたい食品は「梅干し」です。梅干しは「1日1

個で医者いらず」といわれるくらいの健康パワーがあるからです。梅干しに含まれている植物ポリフェノールの「梅リグナン」には、非常に強力な抗酸化力があります。**がんなどの生活習慣病を防ぐほか、老化防止効果も確認されているようです。**

また、体内にたまる疲労物質を分解して疲れにくいからだをつくる「クエン酸」や、タンパク質、カリウム、リン、カルシウム、鉄、ビタミンEなど、さまざまな栄養素がバランスよく含まれているのも嬉しいポイントです。

昨今の研究では、梅干しにインフルエンザウイルスの増殖抑制効果があることまで明らかになっています。インフルエンザウイルスを感染させた培養細胞に、梅干しの有効成分である「エポキシリオニレシノール」を加えた結果、7時間後にはウイルスの増殖が約90％も抑制されたそうです。健康なからだづくりのために、ぜひ、梅干しを毎日の食卓に取り入れてみてください。

日本人が古くから大切にしてきた、たくあんや納豆などの「発酵食品」も積極的に

取り入れましょう。発酵食品とは、麹《こうじ》菌や乳酸菌、酵母など微生物の働きによって、栄養価がアップした食品です。一般的には「人間のからだにプラスの働きがある食品」のことを指します。

発酵食品に含まれる微生物には、腸内環境を正常にととのえる作用があります。腸内環境がととのうと、食べ物の栄養素をしっかりと吸収できるようになります。そのため、病気に打ち勝つ強いからだになります。そのほか、活性酸素の発生を抑制するため、若々しさを保つことができたり、ストレスの軽減や生活習慣病の予防につながることもわかっています。発酵食品には、嬉しい効果がたくさんあります。

おすすめの発酵食品は、ダイコンの漬物である「たくあん」です。たくあんは市販品が流通していますが、なるべく手作りにこだわってほしいと思います。なぜなら市販の漬物は、化学調味料漬けになっているからです。酵素が含まれているのかわかりませんし、果たして発酵しているのかどうかも疑問です。とはいえ、たくあんを作るのは、なかなか骨の折れることかもしれません。

そのため、初心者の方は、野菜を麹で漬けた「麹漬け」にトライしてみるのがよいと思います。手作りした塩麹に野菜をからめるだけで、立派な漬物が完成するからです。手軽に発酵食品を取り入れたい人におすすめです。私の料理教室でも「美味しいし、工程もシンプルだから毎日続けられている」と好評をいただいています。「たくあんの漬物」「塩麹の漬物」の作り方を第3章に紹介しています。

以上のとおり、玄米ごはん、具だくさん味噌汁、漬物の「一汁一菜」をとることが、調食ごはんの基本となります。上記に加えて、1日1回でよいので「片手いっぱい程度の生野菜」を食べるとパーフェクトです。

生野菜は、ビタミンCや酵素など、加熱によって壊れてしまう栄養素をそのまま取り入れられるからです。とりわけ、ピーマンやキャベツなどにビタミンCが豊富に含まれています。毎日の食卓に、ほんの少しだけ、生野菜を取り入れてみてください。

「もう1品ほしい」というときにおすすめのおかず

一汁一菜で、必要な栄養をじゅうぶんまかなえますが「もう1品あるといいな」という人もいると思います。とりわけ、成長盛りの子どもが家族にいる人、働き盛りの人、体力を要する仕事をしている人などは、おかずがほしいと思うものですよね。

そういった場合には、植物性タンパク質が豊富な大豆・大豆加工品を取り入れてみてください。豆腐や煮豆などの大豆食品は、人間のからだでつくり出せない「必須アミノ酸」が肉・魚と同じように含まれていることに加え、からだへの吸収がおだやかで、負担をかけないからです。第3章では、ボリュームのあるおかずとして「豆腐ステーキ」「車《くるま》麩《ぶ》のフライ」「大豆とひじきのベジつくね」を紹介しています。

あと1品ほしいときには「煮物」もよいですね。時間があるときにぜひ作ってみてください。**おすすめは、根菜と乾物の煮物です。**ダイコンやニンジン、ゴボウなどの根菜に、切り干しダイコンやヒジキ、高野豆腐などの乾物を組み合わせます。うまみをしっかり出したいときには、油揚げや麩《ふ》を加えてみてください。コクが出て美味しくなりますよ。

以上のとおり、おかずには、からだへの吸収がおだやかな野菜や大豆食品がおすすめです。しかし、自身や家族の要望があれば、肉や魚のおかずを食べる日があってもよいと思います。おすすめは、必須脂肪酸である「ＤＨＡ／ＩＰＡ」が豊富な魚です。サバ、イワシ、サンマなどをいただきましょう。

ＤＨＡは、脳や神経はもとより母乳にも含まれている成分なため、子どもの生育を助ける栄養素だといわれています。一方、ＩＰＡは、血液をサラサラにするため、動脈硬化や心筋梗塞、脳梗塞の予防によいとされており、大人であればなおのこと取り入れたい栄養素です。

肉類のおかずは、鶏ムネ肉がおすすめです。鶏ムネ肉は、非常に栄養価が高い食材だからです。注目したいのは、鶏ムネ肉に豊富に含まれている「イミダペプチド」という成分。からだの疲れを取り除く疲労回復効果や、抗酸化作用（＝老化防止、アンチエイジング）、脳の老化改善効果（＝認知症の予防効果など）があることが明らかになっています。

疲れやすさを感じている人は、鶏ムネ肉を使ったおかずを取り入れてみてください。やわらかく、淡泊であっさりとしていますが、グルタミン酸やイノシン酸などのうまみ成分も豊富なため、どんな食材ともマッチしやすい万能食材です。１００ｇの鶏モモ肉にはイミダペプチドが４７０㎎程度含まれていますが、鶏ムネ肉には１２２３㎎と、３倍近く多くなっています。

ただし、肉については、食べる量を加減してください。日本人の場合、欧米人に比べて腸が長いので、消化しきれない肉が、長く腸内にとどまってしまうからです。そこから、腸内環境が悪化して、健康を害してしまう原因になりかねません。私たち日本人のような農耕民族と、狩猟を基本とする遊牧民族とでは、合う食べ物、合わない食べ物があるということを知っておくことが大切ですね。

2．四季折々の食材を取り入れ、食べ物の「陰陽」を知る

食べ物には、私たちのからだをあたためてくれる「陽」の食材と、からだを冷やす「陰」の食材、そしてどちらにも偏らない「中庸」の食材があります。

基本的には、夏に旬を迎えるトマト、ナス、ピーマンなどの野菜がからだを冷やす「陰」の食材です。一方、冬に旬を迎えるニンジンやゴボウなどの野菜は、からだをあたためる「陽」の食材です。中庸の食材は、玄米やキャベツ、コマツナ、ダイコンなどです。中庸の食材は、季節に関係なく1年を通じて取り入れたい食材です。

この陰・陽・中庸の食材を、季節やその日の体調に合わせて、バランスよくミックスすることで、心とからだがイキイキと元気になります。

例えば、酷暑が続く7月や8月に、からだがだるく感じるときには、からだを冷やす「陰」の食材を積極的にいただきましょう。ほてったからだを冷やしてくれるため、夏バテを乗り切ることができます。ただし「陰」の食材ばかりを食べていると、からだを冷やしすぎてしまいます。冷えすぎて、具合が悪くなってしまっては元も子もありません。

そのため「陰」の食材を食べつつ、冬に旬を迎える「陽」の食材や「中庸」の食材も適宜食べるのがベストです。例えば、夏に具だくさん味噌汁を作る場合には「陰」の野菜を3種類、「陽」の野菜を2種類、「中庸」の食材を2種類といった具合です。その日の体調に合わせて、調整してみてくださいね。

昔から「冷えは万病のもと」といいますが、慢性的にからだの不調を感じる場合、からだが冷える食べ物を日常的にとりすぎている可能性があります。そういった場合には、からだをあたためる「陽」の食材を積極的に取り入れてください。例えば、ゴボウ、ニンジン、カボチャ、レンコンを使った味噌汁を作るのが一つのアイデアです。陰陽食材を一覧表にまとめましたので、参考にしてください。

いろいろとお伝えしましたが、「季節の旬野菜を取り入れる」を基本にしていただければＯＫです。

からだをあたためる
「陽」の食材
（冬に旬を迎える食材が中心）

・野菜
ニンジン、ゴボウ、タマネギ、ニラ、カボチャ、レンコン、ジネンジョ、フキ、生シイタケ

・調味料
粗塩、しょうゆ、味噌、植物油、マーガリン

・その他
梅干し、たくあん、クリ、黒豆、小魚、アサリ、シジミ、チーズ、ココア、レバー、赤身魚、赤身肉、タコ、イカ、イワシ、ヒラメ、イワシ、カニ、カレイ、タイ、アジ、ニシン、マグロ、サバ、ブリ、サケ、ウナギ、カキ、梅醤番茶、ヒエ、アワ、モズク

中庸の食材	からだを冷やす 「陰」の食材 (夏に旬を迎える食材が中心)
・玄米 ・小麦粉 ・モチ ・ソバ ・コマツナ ・パセリ ・ハクサイ ・ダイコン ・カブ ・リンゴ ・クリ ・油揚げ ・高野豆腐 ・アズキ ・黒ゴマ ・コンブ ・ワカメ ・ヒジキ ・ノリ ・ほうじ茶 ・ヨモギ茶	・野菜 ナス、キュウリ、レタス、ホウレンソウ、トマト、アスパラガス、ショウガ（加熱で陽化)、タケノコ、ピーマン、ミョウガ、ニンニク、トウモロコシ、ネギ、ホウレンソウ、キャベツ、サツマイモ、ジャガイモ、ナガイモ、ヤマトイモ、サトイモ ・果物 スイカ、イチゴ、バナナ、メロン、ナシ、カキ、パパイア、パイナップル、ブドウ、イチジク、モモ、サクランボ ・調味料 香辛料（カレー粉、コショウ、ナツメグなど)、酢、マヨネーズ、オリーブ油、ハチミツ、トウガラシ、ワサビ ・その他 納豆、精白米、ウドン、白いパン、缶詰食品、肉の脂、白ゴマ、ナッツ類、ダイズ、黒砂糖、豆腐、きな粉、コンニャク、豆乳、ソラマメ、ウズラマメ

3. 自然に寄り添って生きる

心身の健康をつくる「調食ごはん」で、もっとも大切にしたいのが「自然に寄り添って生きる」ことです。これまで「一汁一菜食にする」「旬野菜を取り入れる」などを挙げましたが、心身の健康をつくる土台は「自然に寄り添って生きる」ことなのです。

「自然に寄り添って生きる」というのが根っこにあり、その枝葉の取り組みの一つひとつに「一汁一菜食」や「旬野菜を食べる」などがある。そんなふうにイメージしていただけたらと思います。

さて「自然に寄り添って生きる」というのは、どういうことでしょうか。**一言でまとめるならば、〝生命の源〟であるお天道さまや、生命をつないでくれたご先祖さま、そして今をともに生きるパートナーや家族、親、周りの方々の存在があって「今の自**

分がある」ということに気づき、感謝の心をもって日々生きることです。

目には見えないたくさんの存在、その存在による支えと助けがあるからこそ、私たちは生きていくことができます。厳密には、生きているのではなく、生かされている。**そのことに気づくと、「ありがとう」「おかげさま」の感謝の心が自然に湧きあがってきます。感謝の心をもって生きることが、心身の不調を改善する第一歩だと、私は考えています。**順を追って、説明します。

忘れてはならない三つの存在

・〝生命の源〟であるお天道さま
・生命をつないでくれたご先祖さま
・今をともに生きるパートナー、家族、親、周りの方々の存在

地球上にすむすべての生き物に、命を吹きこんでくれるのが**〝生命の源〟であるお**

天道さまです。お天道さまの存在を忘れてはなりません。

母なる大自然に息づく一つひとつの生命。それが、どのようにして誕生したのか、そしてどのようにして〝命が吹きこまれるのか〟については、現代においても謎に包まれており、解明されていません。

遺伝子研究の第一人者の村上和雄さんは、生き物に命を吹きこむ存在のことを「サムシング・グレート」と呼びました。それこそが、すべての生命の源である〝お天道さま〟ともいうべき存在なのです。

お天道さまによって吹きこまれた、かけがえのない生命。その生命を、決して無駄にしてはいけません。自分なりに、今世に生命を受けた使命に気づき、生きていく。あなたにも、あなただけの〝使命〟があります。その使命にぜひとも、気づいてほしいと思います。

私は、食の大切さを多くの方々に知っていただき、健康で幸せな人生を送っていただくことを願って日々、精進しています。その一環として、子ども食堂「おりざの食卓」の運営も行っています。あたたかいお弁当でたくさんの人を元気にしたい。安心して寄り添える存在でありたい。そう願っています。

長い歴史のなかで、現代の私たちに**生命をつないでくださったご先祖さま**の存在も、決して忘れてはなりません。連綿と紡がれてきた生命のバトン。そのバトンがひとたびでも受け渡されず、途切れてしまったら、今の私たちは存在しません。たくさんのご先祖さまの存在があったからこそ、今の私たちが存在しているのです。

私たちを生んでくれたお母さんとお父さんには、それぞれ母親と父親がいます。そのため、祖父母は４人です。祖父母にも、それぞれから両親がいるため、曽祖父母は８人になりますね。このようにしてねずみ算式にご先祖さまが増えていきます。20代さかのぼると、２００万人ものご先祖さまが存在していることがわかります。これって、本当にすごいことですよね。生命のバトンをつなぎ続けてくれたご先祖さまのありがたみと重みを感じずにはいられません。

あるとき、家系図を作ったことがありました。その家系図にはそれぞれの時代を生きたご先祖さまの人生がありました。そしてその末端に今私がいる。誰一人欠けても今の私たちは存在しないことに気づいた瞬間、足のすくむような身震いを感じました。奇跡としか言いようのない「生命の尊さ」。だからこそ生命を決して軽んじてはならないし、懸命に生きなければと思うのです。

もう一つ、決して忘れてならないのが、**今をともに生きるパートナーや家族、親、周りの方々の存在**です。人間って、野生生物と違って、本当にか弱い生き物なのです。誰一人として、ひとりで生きていくことはできません。

第一に、両親の支えなしで、今の私たちは存在しません。あなたが赤ちゃんのときに、お母さんは、どんなに泣きわめいても、へこたれずにあやしてくれました。うんちをすれば、オムツを取り換えてくれました。お腹が空いたと泣けば、口におっぱいを添えてくれました。

お父さんは、お母さんと一緒に、一生懸命、あなたを育ててくれました。家族のために、汗水たらして働いてくれました。あなたの誕生を、お母さんと同じくらい喜んだのも、お父さんでしょう。一緒にキャッチボールをしてくれた。一緒にお人形さんごっこをしてくれた。そんな思い出がある人もいるかもしれませんね。

一方、**周りの方々もかけがえのない存在**です。スーパーに行けば、農家さんが育ててくれた野菜を手に入れることができます。病気になれば、お医者さんが薬をくれます。つらいときには、黙って話を聴いてくれる人がいます。ほっとやすらぎたいとき、一緒に寄り添ってくれる人がいます。

あらゆる縁によって生かされていることに気づくと、自分という存在を大切にしようと、自然に思えるようになるものです。

多くの縁によって生かされていることに気づくと、自分が誰かに「してもらうこと」ばかりを考えるのではなく「してあげること」を考えるようにもなります。例えば、家族にはあたたかい食事を作ってあげようと考えるようになります。そうすると、家族みんなが笑顔になり、健康になります。

こんなふうに「自然に寄り添って生きることの大切さ」に気づかされると、心が変わり、からだもよくなり、家族の関係もよくなっていきます。

調食ごはんの説明は以上です。さまざまな視点から説明しましたが、知っておきたいことはとてもシンプルです。**自然に寄り添って生きることの大切さに気づき、季節の野菜を中心とした「一汁一菜」を実践する。それだけです。**

心身の不調を取り除きたい人は、ぜひ、調食ごはんを実践してみてください。あなたが健康で元気になることを、心から願っています！

「足るを知る」も「毎日のごはん」から始めよう

春秋戦国時代に生きた中国の思想家・老子の言葉に「足るを知る／知足《ちそく》」があります。今の自分や、満たされている現状に感謝の念をもつことを説く言葉です。

思えば、私たちの「もっとほしい」「こうしたい」という欲望には際限がないように思います。高級ブランドのバッグがほしい。美食三昧の毎日を過ごしたい。世界一周旅行がしたい。一等地のタワーマンションに住みたい。挙げればきりがありません。

でも、ほしいと願うものは、ないと困るものでしょうか？　必ずしも、必要不可欠なものばかりではないはずです。もちろん、日々、イキイキと過ごすために、息抜きや気分転換は必要です。しかし、よほどのことがない限り、衣食住に困るような目には遭いません。私たちがいかに恵まれた現状にあるか。そのことに思いをはせると、感謝の心が自然と湧きあがってきます。

働けば、労働の対価としてお金がもらえる。わずかでもお金があれば、スーパーで食材を購入できる。お米があれば、美味しい塩むすびを作ることができる。味噌があれば、栄養満点の味噌汁を食べる。お風呂を沸かせば、からだの疲れをほぐせる。１日の終わりには、あったかいお布団で眠ることができる。どれも当たり前のことのように思いますが、衣食住が満たされていることほど幸福なことはないと思うのです。

経済的に困窮している人も多くいますが、行政による福祉サービスやフードバンクを利用することもできます。私が運営するような子ども食堂を利用するのも一つの方法です。ご厚意でお米や食材を寄付してくださる人がいらっしゃるので、必要な人には、お分けしています。

あれが足りない、これがないと嘆くのではなく、満ち足りている現状に気づくこと

が大切です。足りている現状を再認識することで、満足感や充足感をもって生きられるようになります。

この〝知足生活〟を、毎日口にする食事から始めてみてはいかがでしょうか。食事を変えるだけで、福々と満たされた心を取り戻せることでしょう。

毎日のごはんから始める〝知足生活〟3カ条

①「瑞穂の国」に生まれたことを感謝する
②「空腹」に応じて「腹八分目」を目安に食べる
③「一口30回」かんで満腹感を得る

①「瑞穂の国」に生まれたことを感謝する

「天孫降臨《てんそんこうりん》神話」をご存じでしょうか。天照大御神《あまてらすおおみかみ》の孫にあたる瓊瓊杵尊《ににぎのみこと》が天から舞い降り、日本を豊かに、そして平和に治められる様子を語り伝えた神話です。

瓊瓊杵尊が天から舞い降りた際、天照大御神より、高天原の稲穂を授けられたといわれています。私たち日本人が「食べ物に困らぬように」という、天照大御神のお心遣いですね。

そのお心は「豊葦原《とよあしはら》の千五百秋《ちいおあき》の瑞穂《みずほ》の国」という美しい言葉で残されています。「何万年も、穀物が豊かに実る国になりますように」という願いです。この神話を、稲作文化の起源として語り継いできました。いかに稲が大切にされてきたかがわかるお話ではないでしょうか。

日本は、健康を支えてくれるお米が豊潤に実る国です。実り豊かな瑞穂の国で、食うには困らない生活をさせていただいている現状に、感謝の気持ちをささげたいですね。

昨今では、健康やダイエットのために「糖質制限」が流行していますが、健康の基礎となるのは、お米です。そして、体質的にも、からだに合っているのは、お米なのだと思います。**「身土不二《しんどふじ》」という言葉があります。地元の食材や、古くから食べている食べ物が、からだに合っているということです。**その土地の風土や気候で大切に育まれてきた食べ物と、それを主食にしてきた人間のからだとを、切り離して考えることはできないという考えです。やっぱりお米を大切に食べてほしいと思います。

ちょっと面白い話なのですが、このことは「歯の構成」からもわかります。人間の歯の本数は親知らずも含めて32本ありますが、食べ物をすりつぶす臼歯《きゅうし》は20本あります。この臼歯は「お米をすりつぶすための歯」だといわれています。そして、切歯《せっし》といわれる前歯が上下あわせて8本ありますが、これは「野菜をかみ砕くための歯」です。残りの犬歯《けんし》は4本ありますが、「肉・魚をかみちぎる歯」だといわれています。この割合で食べ物を食べるのが、消化の観点から、もっともからだにあった食べ方だといわれています。

この割合をふまえて考えると、食事のバランスは「5（お米）：2（野菜）：1（肉・魚）」くらいが適当と思われます。だからこそ、お米をしっかりと食べることが大切です。

②「空腹」に応じて「腹八分目」を目安に食べる

知足生活の心得の二つ目が「空腹に応じて食べる」ということです。食事は「お腹が空いてから食べる」を基本にしていただけたらと思います。

食べることは、生き物にとって、もっとも基本的な「生命維持」の手段ですが、あれもこれもと、お腹が空いていないのに、自分の欲を満たすためだけに、好きなだけ食べていたのでは、生活習慣病のリスクを高めてしまうからです。糖尿病は、糖質のとりすぎが原因だといわれています。一方、高血圧疾患は、塩分や油脂、アルコールの過剰摂取が原因であることがわかっています。

食事の際には「腹八分目」も心がけたいです。「腹八分目に医者いらず」ということわざもあります。食べすぎ・飲みすぎを防ぐことは、健康長寿の鉄則ということですね。

天台宗の開祖・智顗も、「過食は仏道修行の妨げになるため、食べ物の量は三分の二程度にすべきである」と言及しています。腹八分目は、１４００年前から伝わる教えなのです。昔の教えは驚くほど核心を突いていることが多いです。いうまでもなく現代の科学でも、適量の食事が、生活習慣病の予防になることが明らかになっています。

私たちのために働いてくれている消化器官にも、休む時間が必要です。「１日３食が基本」だという固定観点にとらわれず、自分のからだの具合をみて、適量の食事を心がけてみてください。

③「一口30回」かんで満足感を得る

ごはんを食べるときには「一口30回」を目安に食べましょう。たくさんかむことで、満腹中枢が刺激されて、早いうちに満腹感が得られるからです。よくかむと、脳が活性化して、神経ヒスタミンの分泌量が増えます。その結果「レプチン」というホルモンが分泌されることがわかっています。このホルモンに、食欲を抑える効果があるのです。

アメリカの研究では、普段よりも1・5倍から2倍多くかむことで、食事量が10％減らせることがわかっています。よくかむだけで、腹八分目に近づけるのは嬉しいことですね。


もちろん、食べ物の栄養素をしっかりと吸収するためにも、よくかむことが大切です。どんなごちそうがあっても、飲みこむように食べてしまうと、栄養の吸収率が落ちてしまいます。消化のエネルギーがより必要になるため、胃や腸、肝臓への負担も増大してしまいます。

最初は、一口20回でもかまいませんので、少しずつ「よくかむ習慣」を心がけていきましょう。それが、健康なからだをつくる第一歩です。

ウイルスに負けないからだをつくる
キーワード「調和」とは？

あなたの好物は何ですか？　「ハンバーグやステーキが大好物！」「ショートケーキは最高のご褒美」という人もいるでしょう。しかし、私たちの大好物の多くは「酸性食品」であることが多いです。酸性食品とは、私たちの血液を、酸性に傾けてしまう食品のことです。ポテトチップスやコーラなどのジャンクフードはかなり酸性に偏った食品です。

人間の血液は「弱アルカリ性」に保たれているのですが、それが酸性に傾いてしまうと、病原菌やウイルスに負けやすくなってしまいます。昨今では、新型コロナウイルスが猛威をふるいましたが、ウイルスや病原菌に負けないからだをつくるには「アルカリ性食品」も取り入れることが大切です。

私の人生の師である東城百合子先生は、結核になった際に、知り合いの医者から

「血液を汚すような食べ物を食べたらだめだ」といわれたそうです。栄養学を学ばれていたものの、そのことを知らなかったので、大きな衝撃を受けたそうです。それから、玄米や味噌汁の大切さを再認識し、食生活の改善を行ったところ、病気が快癒したということです。

とはいえ「酸性食品を控えて、アルカリ性食品だけを食べればいい」ということではありません。酸性食品のなかにも、からだに必要な栄養素が含まれている食べ物があるからです。**酸性食品を食べつつ、アルカリ性食品も取り入れることで、中庸な状態を保つよう、心がけましょう。何事も「バランス・適量・調和」を意識することが大切です。**

また、息抜きでお菓子などの酸性食品を食べたら、毒消し効果の高いアルカリ性食品を食べて中和するのも大切な視点です。私は、甘いものを食べたときなどは、アルカリ性食品である「梅肉エキス」を溶かしたお茶を飲みます。梅肉エキスを作るのは

代表的なアルカリ性食品	代表的な酸性食品
• 梅肉エキス	• 玄米
• 梅醤番茶	• 白米
• コンブ	• 大麦
• ワカメ	• オーツ麦
• ホウレンソウ	• 白いパン
• ブロッコリー	• パスタ
• ニンジン	• 卵黄
• キュウリ	• アスパラガス
• タマネギ	• ソラマメ
• キャベツ	• エンドウ
• コマツナ	• プルーン
• トマト	• ピスタチオ
• トウモロコシ	• 落花生
• カブ	• ピーナツ
• アボカド	• 卵
• レタス	• 油揚げ
• セロリ	• 豆乳
• レモン	• ビスケット
• ナス	• 白砂糖
• ピーマン	• 生ザケ
• ダイコン	• カキ
• シイタケ	• マグロ
• リンゴ	• 牛肉
• イチゴ	• 豚肉
• ブルーベリー	• レバー
• グレープフルーツ	• チーズ
• 豆腐	• 紅茶
• ダイズ	• フルーツジュース
• アズキ	• ココア

なかなか大変なので、市販の商品を購入するとよいでしょう。

また、「梅醤番茶」もおすすめです。種をとった梅干し1個をつぶし、しょうゆ1、2滴とすりおろしたショウガ汁に熱い番茶を注ぐ飲み物です（151ページ参照）。

第3章

「一汁一菜歳時記」

～春夏秋冬を彩る健康レシピ～

まずは押さえておきたい「調食ごはん」基本の〝き〟

第3章では「調食ごはんの作り方」を紹介します。「基本の〝き〟」編では、一汁一菜（玄米ごはん・具だくさん味噌汁・漬物）の基本レシピをみていきましょう。調味料は自然素材のものを使ってください。塩は自然塩、味噌は天然醸造のものがおすすめです。

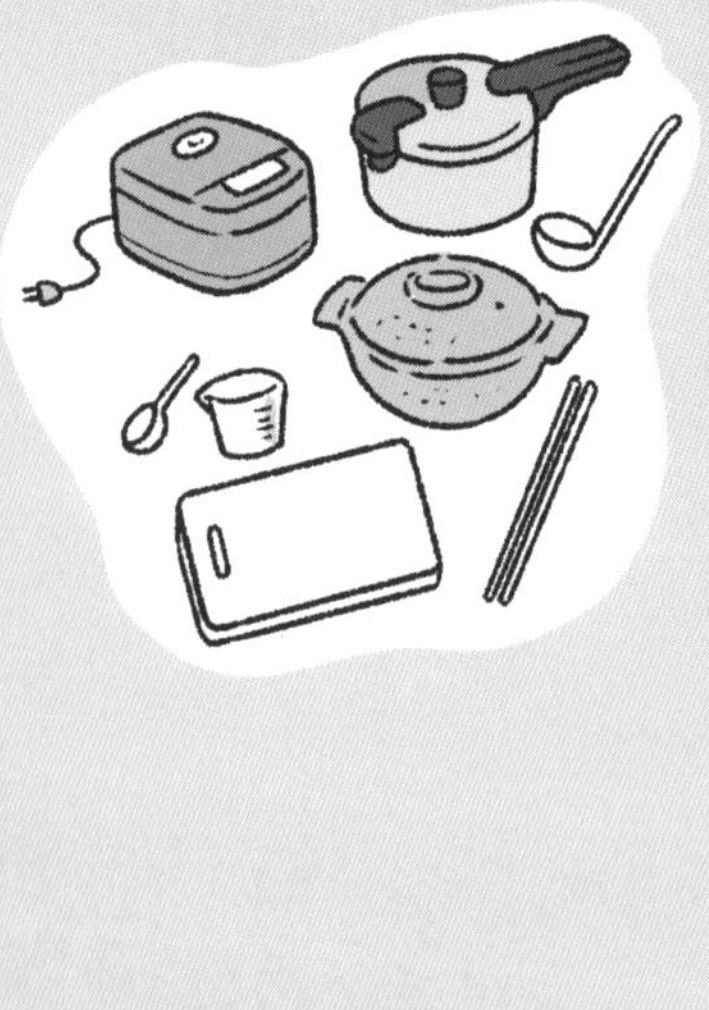

玄米ごはんの炊き方❶ 圧力鍋を使う場合

玄米は炊飯器よりも圧力鍋や土鍋で炊いた方が、ふっくらモチモチになって美味しくできあがります。「モソモソとしている」というイメージがある人は、ぜひお試しを。なお、圧力鍋によって圧力が異なりますので、説明書に従って炊いてみてください。

材料（作りやすい分量）

- 玄米…5カップ
- 水…5カップ※
- 塩…少々

※玄米3カップの場合：水の量は3と½カップ
　玄米4カップの場合：水の量は4と¼カップ
※水の適量は圧力鍋によって異なります。説明書に従って、調整してください。

作り方

1. 玄米は洗い、よく水をきる。
2. 圧力鍋に玄米、水、塩を入れてふたをし、おもりをセットする。そのまま、30分～1時間ほど水に浸ける。
3. 強火にかけて沸騰させる。おもりが勢いよく回ったら1分そのままにする。
4. 弱火にして、おもりがゆっくり回る程度の火力で25分炊く。
5. 火をとめて、15分～20分蒸らす。
6. ふたをあけて、ふっくらとほぐすように天地返しをする。乾いたふきんをかける。
7. ふたをして15分蒸らす。

玄米ごはんの炊き方❷ 土鍋（中ぶたなし）を使う場合

土鍋は圧力鍋よりもあっさりとした炊きあがりになります。夏場など、モチモチ感が重たいと感じる場合は、ぜひお試しください。金属製の鍋と比較した場合、土鍋は熱伝導率が「1/300〜1/100」とゆるやかなため、米の甘みをじわじわと引き出せるのが最大の特長です。

材料（作りやすい分量）
- 玄米…3カップ
- 水…5と¼カップ（玄米の1.8倍の量）
- 塩…小さじ⅓

作り方
1. 玄米は洗い、よく水をきる。
2. 土鍋に玄米、水、塩を入れて、1時間ほど水に浸ける。
3. 中火にかける。蒸気が勢いよくあがり、ふたの穴や縁から吹きこぼれてきたら、弱火にする。
   ※火のあたりをやわらかくするために、ガスマットや焼き網を敷くのがおすすめ。
4. 蒸気の勢いが落ち着いたら、1時間炊く。
5. 火からおろして、ふっくらとほぐすように天地返しをする。15分ほど蒸らす。

【中ぶたがある土鍋の場合】
- 水は玄米の1.7倍の分量を用意してください。
- 作り方4は、蒸気が落ち着いたら、外ぶたの穴に栓をして40分炊いてください。
- 作り方1〜3、5は、中ぶたがない場合と同様の手順で進めてください。

雑穀ごはんの炊き方　炊飯器を使う場合

玄米を炊くのがむずかしい人は、炊飯器を使って雑穀ごはんを炊きましょう。雑穀とは、アワ、ヒエ、キビ、ハト麦、大麦、黒豆などの穀物・豆類のことです。玄米同様、食物繊維やミネラルが豊富なため、心身の不調を改善したい人にピッタリです。米に対して20%程度の雑穀を入れてください。

材料（作りやすい分量）
- 米…２合
- 雑穀…大さじ１※
- 水…炊飯器の２合の目盛りに合わせる

※米に対して20%程度の分量を目安に入れてください。

作り方
1. ボウルに白米と水を入れて手早くかき混ぜる。水はすぐに流す。
2. 再び、水をたっぷりと入れる。両手で優しくこするように洗う（拝み洗い）。
3. これを２～３回繰り返す（水が透明になるまで洗わなくてよい）。
4. 雑穀は目の細かいざるやふるいでよく洗う。
5. 米と雑穀を炊飯器に移し、２合の目盛りまで水を入れる。最低でも30分程度、浸してから炊く。
6. 炊きあがったら、ふっくらとほぐすように天地返しをして蒸らす。

だしのとり方❶ 昆布×煮干し

コンブと煮干しをブレンドしたレシピ。植物性と動物性のうまみがかけ合わさるため、上品でありながら深いコクが生まれるのが最大の魅力です。一汁一菜で、具だくさん味噌汁を作るときには、このだしを活用してみてください。からだにしみわたる美味しさです。

材料（4人分）
- コンブ…10㎝角1枚
- 煮干し…20g
- 水…4カップ（800㎖）

作り方
1. 鍋にすべての材料を入れて10～15分浸す。
2. 火にかけて沸騰させる。
3. 沸騰したら弱火にして、2～3分煮たら、コンブだけ取り出す。
4. さらに煮干しを10分ほど火にかけ煮たら、こす。

だしのとり方❷　昆布×かつお節

コンブとカツオ節をブレンドした、だしのレシピです。コンブのグルタミン酸とカツオ節のイノシン酸のかけ合わせで、強いうまみが感じられるのが最大の特長です。お吸い物や煮物など、しょうゆ味をベースにしたレシピと非常に相性がいいです。おかずを作る際に活用してみてください。

材料（4人分）

- コンブ…10㎝角1枚
- カツオ節…20g
- 水…4カップ（800㎖）

作り方

1. 鍋に分量の水を入れて、コンブを10～15分浸ける。
2. 火にかけて沸騰したら弱火にして、3～4分煮たら、コンブを取り出す。
3. 一旦火をとめて、カツオ節を入れてひと煮立ちさせる。
4. 沸騰したら火を弱めて、4～5分ほど煮出す。
5. 火をとめて、鍋底にカツオ節が沈んだら、こす。

具だくさん味噌汁

具だくさん味噌汁の野菜は、四季折々の旬野菜を中心に、その日の体調や気分に合わせて、お好みの具材を煮ましょう。根菜類のニンジンやゴボウ、レンコンなどは皮つきのまま使います。また、野菜のアクも取り除かなくてＯＫ。野菜の滋味をそのままいただきます。

材料（４人分）

- 季節の野菜、油揚げ、豆腐など…７〜10種
- 味噌…大さじ４〜５
- だし汁…５カップ

作り方

1. 野菜は食べやすい大きさに切る。
2. 鍋にだし汁を入れる。ニンジンなど、かたい野菜から順に入れて、やわらかくなるまで煮る。
3. 火をとめて、味噌を溶き入れる。

たくあんの漬物

たくあんは、太陽の光をたっぷりと浴びた干しダイコンを使うため、ビタミンDが豊富に含まれています。カルシウムの吸収を促進するため、歯や腸を丈夫にしてくれます。整腸作用や毒消し効果もあるため、虚弱体質の人におすすめです。手間がかかりますが、手作りの美味しさは格別です。

材料（作りやすい分量）

- 干しダイコン
  …15kg（10～15本）
- 塩…800g
- ぬか…３kg
- 干したカキの皮
  …３～４個分
- 赤トウガラシ…５～６本
- だしコンブ
  …10㎝角５～６枚

作り方

1. 干しダイコンの葉を切り落とす(葉も使うのでとっておく)。
2. 干しダイコンをまな板の上で転がしてやわらかくする。
3. 混ぜぬかを作る。ぬかをからいりして、塩と混ぜ合わせる。
4. ぬか床などの保存容器の底が隠れる程度に、3を敷く。
5. 4の上に、干しダイコンを敷き詰める。長い干しダイコンを外側に、太いものや短いものは内側に並べる。
6. 干したカキの皮、赤トウガラシ、刻んだだしコンブを入れ、混ぜぬかを振り入れる。
7. 5、6を2段目、3段目と積み重ねる。最後にダイコンの葉を入れ、残りの混ぜぬかを振り入れる。
8. 押しぶたをして、干しダイコンと同量～2倍程度のおもしをのせる。大きい押しぶたをかぶせると、おもしがしっかりかかる。
9. 1週間ほど待つ。干しダイコンの水があがり、ぬかが湿ってくる。
10. 水があがってきてから、1カ月ほどでできあがり。

※保存容器からたくあんを取り出したら、ぬかを平らにならしてください。空気が入らないようにします。さらに、しっかり押しぶたとおもしをのせることで、長期間、美味しさを保持できます。

※夏を越すなど、長い間保存する場合は、干しダイコンの重量に対して「10％程度の塩」を入れてください。また、カキの皮は入れない方がいいです。その方が長く保存できます。

※干しダイコンの作り方

干しダイコンが手に入らない場合は、手作りしてみてください。

ダイコンの葉がついている首の部分にひもをくくりつけて、軒下につるしておいてください。3週間～1カ月ほどで、できあがります。外気温が5～6℃くらいのころに作るのがベストです。

塩麹の漬物

塩麹を手作りして、美味しい漬物を作るレシピです。昔ながらの発酵食品である塩麹は、疲労回復、アンチエイジング、美肌、整腸、精神安定など、さまざまな効果が期待できるスーパーフードです。10日ほど発酵させたら、野菜とからめるだけなので、とてもシンプルです。

材料（作りやすい分量）

【生麹を使う場合】
- 生麹…400g
- 自然塩…110g
- 水…500㎖

【乾燥した麹を使う場合】
- 乾燥麹…250g
- 自然塩…90g
- 水…500㎖

- 季節の野菜…適量

作り方

1. ボウルに麹と塩を入れて、かたまりをほぐすようによく混ぜる。
2. 水を加えて、さらに混ぜ合わせる。
3. 熱湯消毒をした保存容器に入れる。
4. ふたを軽く閉めて、常温で熟成させる。
5. 1日1回、かき混ぜる。約10日間発酵させる。
6. 季節の野菜をからめて、1日置く。

※塩麹も野菜の麹漬けも常温では発酵がすすんでしまうため、できあがったら冷蔵庫で保存してください。
※冬場は2週間ほど発酵させてください。できあがったら、冷凍保存も可能です。
※麹が水に浸っている状態を保つようにしてください。
※季節の野菜は好みに応じて用意してください。春ならカブ、夏はキュウリ、ナス、ミョウガやミニトマト、秋は赤カブ、冬はダイコンがおすすめです。ニンジンは年間を通じてOKです。

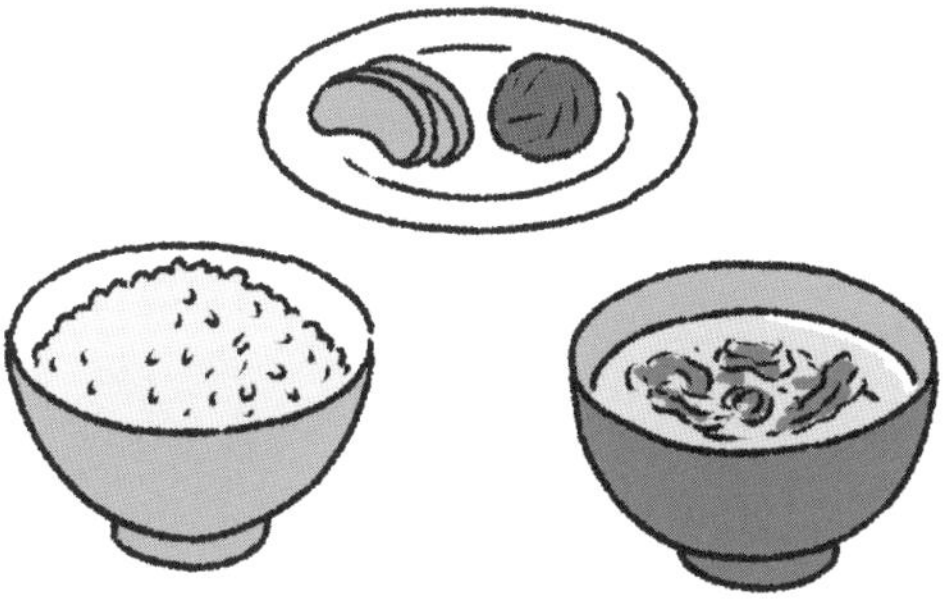

春夏秋冬の実りを愛でる健康レシピ16選

一汁一菜のバリエーションを増やしたい人におすすめの「汁物＋おかず」レシピを、季節ごとに紹介します。春は老廃物を流すために山菜を使うのがおすすめです。夏は夏バテ解消の夏野菜を、秋・冬はからだをあたためる根菜類を中心に取り入れましょう。不調改善に役立ててください。

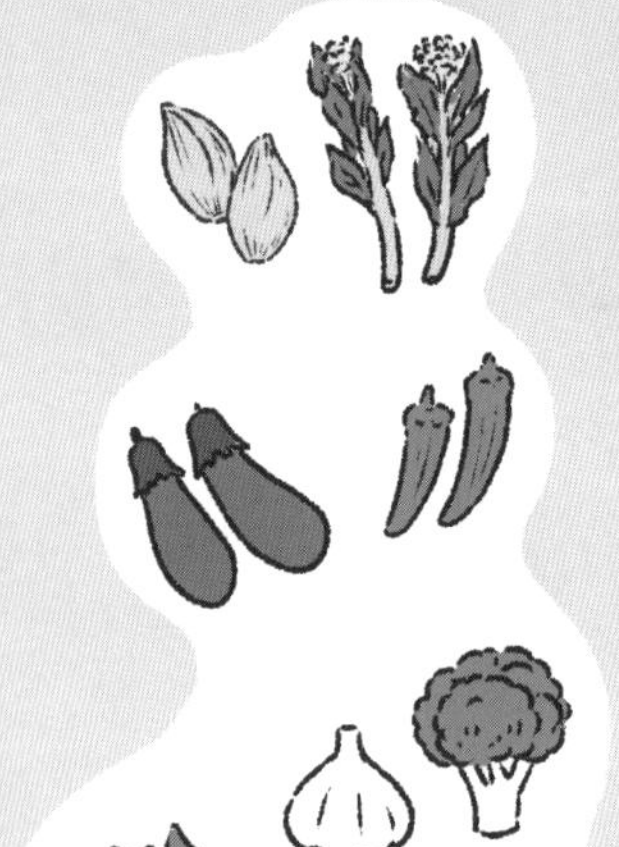

第3章　「一汁一菜歳時記」～春夏秋冬を彩る健康レシピ～

春野菜の具だくさん味噌汁

春先の気候は、3日寒い日が続いた後、4日あたたかい日が続く「三寒四温」が特徴です。あたたかくなってきたからと油断をせず、陽の野菜も取り入れて、からだをあたためるのがポイントです。栄養満点の具だくさん味噌汁で、体調を崩しやすい季節を乗り切りましょう。

材料（4人分）

- ジャガイモ…1個
- キャベツ…⅛個
- ゴボウ…10㎝
- ニンジン（中サイズ）…⅓本
- タマネギ…½個
- コンニャク…¼丁
- 油揚げ…¼枚
- ゴマ油…適量
- 味噌…大さじ4～5
- だし汁…5カップ

作り方

1. 野菜を切る。ジャガイモとキャベツは一口大に。ゴボウはささがき、ニンジンは2㎜程度のいちょう切り、タマネギは細切りにする。
2. コンニャクは下ゆでをしてアクを抜き、短冊切りにする。
3. 油揚げは油抜きをして細切りにする。
4. 鍋にゴマ油を入れ、ゴボウを炒める。よく炒めて香りが出てきたら、キャベツと油揚げ以外の材料を入れて炒める。
5. だし汁を加えて、やわらかくなるまで煮る。煮ている途中で、キャベツと油揚げを入れる。
6. 火をとめて、味噌を溶き入れる。

菜の花のからし和え

春のおとずれを告げてくれるナノハナを使ったレシピ。ほのかな苦味の美味しさを生かすために、シンプルにお浸しにして食べるのがおすすめです。ナノハナは、ビタミンCの含有量が、野菜のなかでもトップクラスに多いことが知られています。風邪予防や貧血予防に最適な食材です。

材料（4人分）
- ナノハナ…200g
- 塩…少々
- 調味料A
  だし汁（または水）…大さじ1
  しょうゆ…小さじ1
  練りガラシ…小さじ1

作り方

1. たっぷりの水を沸騰させた湯に塩を入れ、ナノハナを約30秒～1分ゆでる。
2. 冷水にさらして、3～4㎜幅に切る。
3. ボウルに調味料Aの材料を混ぜ合わせる。
4. ナノハナと3の調味料を和える。

調食ごはん流いのちのスープ

春に限らず、１年を通して食べたい栄養満点スープ。とりわけ、春の旬野菜であるキャベツは、栄養満点のスーパーベジタブル。食物繊維、ビタミンC、ビタミンK、ビタミンU、カリウム、葉酸など、さまざまな栄養素がバランスよく含まれています。野菜から元気を分けてもらいましょう。

材料（４人分）

- キャベツ…100g（⅙個程度）
- カボチャ…100g（¼～⅙個程度）
- タマネギ…100g（½～⅓個程度）
- ニンジン…80g（½～⅓本程度）
- ダイコン…80g（５～６㎝）
- レンコン…50g（½個）
- ヤマトイモ…20g（３～４㎝）
- クズ粉（またはカタクリ粉）…大さじ１
- ソバ粉…大さじ２
- 水…1200㎖
- コンブ…15㎝
- 干しシイタケ…２枚
- 自然塩…小さじ１程度

作り方

1. 野菜を切る。キャベツ、カボチャ、タマネギは一口大に。ニンジン、ダイコンは２～３㎜のいちょう切りにする。
2. レンコンはすりおろした後、ざるにあげて水けをきる。
3. 2にすりおろしたヤマトイモ、クズ粉、ソバ粉を混ぜ合わせる。
4. 鍋に水、コンブ、干しシイタケを入れ、沸騰するまで強火にかける。
5. 沸騰したら中火にして、５～６分したら、コンブ、シイタケは引き上げる。シイタケは細切りにして、スープの具材にしてもよい。
6. 1を入れ、やわらかく煮る。
7. 3をだんごになるようにスプーンですくい、落とし入れる。
8. 10分ほど煮たら、塩で味をととのえる。

ふきのとう味噌(ばっけ味噌)

独特の苦味と、爽やかな香りがあるフキノトウを使ったレシピです。味噌のうまみと、てんさい糖やみりんなどの甘みが加わることで、とても美味しく仕上がります。この時期、無性に食べたくなるごはんとの相性が抜群な1品です。おむすびに添えても美味しくいただけますよ。

材料(作りやすい分量)

- フキノトウ
  …100g(5～6個)
- 塩…少々
- 調味料A
  味噌…60g
  てんさい糖…大さじ1
  みりん…大さじ2
  酒…大さじ2
- ゴマ油…大さじ1

作り方

1. フキノトウは黒ずんだところがあれば取り除く。
2. 沸騰した湯に塩を入れ、フキノトウを30秒～1分ほど湯がいて冷水にあける。
3. ボウルに調味料Aの材料を混ぜ合わせる。
4. フキノトウの水けをしぼって、みじん切りにする。
5. フライパンにゴマ油を入れ、4を炒める。
6. 3の調味料を加えて、水けがなくなるまで炒める。

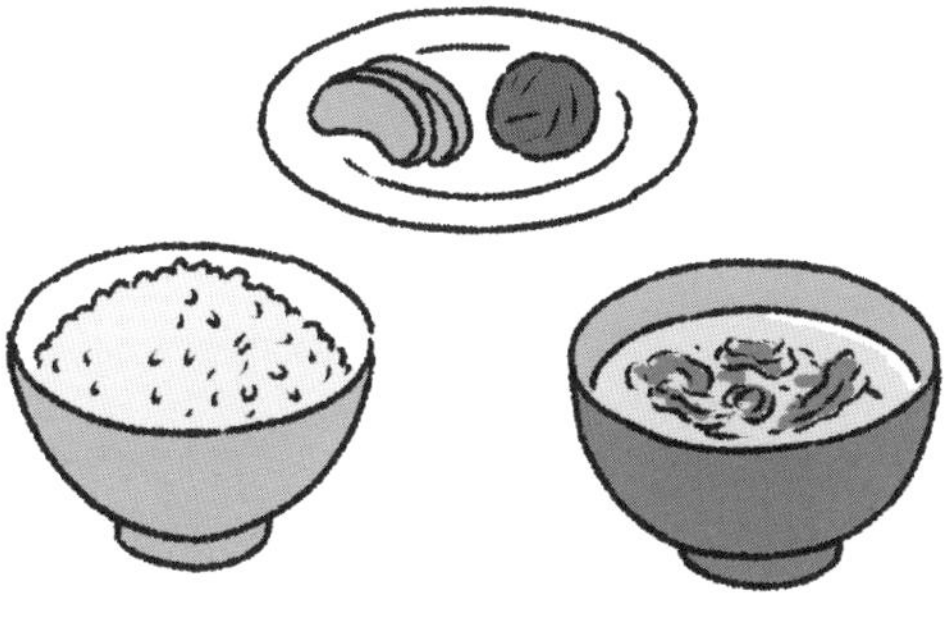

雑穀スープ

うまみ満点のタマネギをたっぷりと使ったレシピ。ヒエは、コトコト煮込むととろみが出るため、からだをあたためてくれます。冷房の当たりすぎで体調を崩したときにも助けになるスープです。なお、ヒエのような小粒雑穀は、ざるで洗うと流れるため、ふるいや茶こしで洗うようにしてください。

材料（４人分）

- タマネギ…小２個
- ニンニク…１かけ
- ジャガイモ…１個
- ニンジン…½本
- カボチャ…¼個
- トマト…１個
- インゲン…２～３本
- ヒエ…⅓カップ
- ナタネ油（またはオリーブ油）…大さじ１
- 塩…小さじ１
- 水…6と½カップ

作り方

1. タマネギ１個とニンニクはみじん切りにする。
2. 鍋にナタネ油を入れ、1を炒める。
3. そのほかの野菜は乱切りにする。2に加えて、さらに炒める。
4. 洗ったヒエと水を加えて、20分以上煮込む。
5. 野菜がやわらかくなったら、塩を入れて、さらに煮込む。
6. ヒエがやわらかくなり、野菜のとろみが出てきたら、できあがり。

なすの煮びたし

夏野菜の代名詞・ナスを使った定番レシピです。油で焼くことで、ナスのうまみが引き出されます。仕上げに調味料で煮含ませますが、煮すぎには注意してください。クタクタにしてしまうと、美味しさが半減します。白髪ネギを加えると彩りと美味しさがアップするためおすすめです。

材料（４人分）

- ナス…４個
- ショウガ…20g
- ゴマ油…大さじ２～３
- だし汁…１カップ
- しょうゆ…大さじ３
- てんさい糖…大さじ½
- みりん…大さじ１
- 料理酒…大さじ１

作り方

1. ナスはヘタをとり、縦半分に切る。皮目には斜めに切り込みを入れる。
2. ショウガは皮つきのまま、せん切りにする。
3. フライパンにゴマ油を入れ、ナスの皮目を下にして焼く。途中で返しながら、中まで火を通す。
4. すべての調味料を入れて煮含める。

呉汁

古くから群馬県で親しまれている郷土料理・呉汁《ごじる》のレシピです。前の晩に浸水させておいたダイズをすりつぶし、味噌を加えるだけなので、忙しいときでも作ることができます。ダイズの健康成分である「大豆イソフラボン」が豊富なため、生活習慣病を予防できるほか、美肌効果も抜群です。

材料（４人分）

- ダイズ（乾）…$\frac{2}{3}$カップ
- だし汁…４カップ
- 味噌…60g
- 長ネギ…適量

作り方

1. ８時間以上水に浸したダイズに、回しかける程度のだし汁を入れて、ミキサーで混ぜる。
2. だし汁を煮立て、**1**を加える。
3. 沸騰させないように、10分ほど優しくかき混ぜながら煮る。
4. 味噌を溶き入れて、火をとめる。
5. 器に盛り、小口切りにしたネギを加える。

ねばねば3種の和えもの

食欲が減退しがちな夏にこそ食べたい滋養強壮レシピ。モロヘイヤ、ナガイモ、オクラは、ねばねばとしていてのどごしがよいため、スルスルと食べられます。夏バテのときにもおすすめです。疲労回復効果が抜群です。一方、ナガイモは、腸内環境をととのえる効果があります。

材料（4人分）

- モロヘイヤ…1束
- ナガイモ…3㎝
- オクラ…4本
- しょうゆ…適量
- カツオ節…適量

作り方

1. モロヘイヤは熱湯でさっとゆでて、3㎝幅に切る。
2. ナガイモは長さ3㎝のせん切りにする。
3. オクラは沸騰した湯で2～3分ほどゆでて、小口切りにする。
4. 1、2、3をしょうゆで和える。
5. 器に盛り、カツオ節を天盛りにする。

いも汁

根菜類を豆腐やコンニャクと一緒に煮込んだ味噌汁。「陽」の食材をふんだんに使用するため、からだをぽかぽかと芯からあたためてくれます。冷え性の人や、不調を改善したいときにおすすめです。ゴボウをゴマ油で炒めるため、うまみがぐっと引き出され、コクのある味に仕上がります。

材料（４人分）

- ゴボウ…１本
- ニンジン（中サイズ）…１本
- レンコン…150g（１本）
- ダイコン…15cm
- サトイモ…２個
- 長ネギ…⅔本
- 豆腐…½丁
- コンニャク…⅓丁
- ゴマ油…適量
- 味噌…60g
- だし汁…４カップ

作り方

1. 野菜を切る。ゴボウ、ニンジンはささがき、レンコン、ダイコンはいちょう切りにする。サトイモは太めのいちょう切り、長ネギは斜め切りにする。豆腐はあらくつぶす。
2. コンニャクは下ゆでして、あくをとり、手でちぎる。
3. フライパンにゴマ油を入れ、ゴボウをゆっくり炒める。
4. ニンジン、レンコン、サトイモ、ダイコン、コンニャク、豆腐の順に入れて、さらに炒める。
5. だし汁を入れ、材料がやわらかくなるまで煮る。
6. 長ネギを加え、味噌を溶き入れる。

ブロッコリーのおかか和え

カツオ節としょうゆで和えるだけのシンプルレシピ。ブロッコリーはビタミンCの含有量がトップクラスです。1日に必要なビタミンCは100㎎ですが、ブロッコリー100gに含まれる量は140㎎。ビタミンAや食物繊維も豊富なので、不調改善やがん予防にも最適な食材です。

材料（4人分）

- ブロッコリー…1株
- しょうゆ…適量
- カツオ節…適量

作り方

1. ブロッコリーは食べやすい大きさに切る。
2. 好みのかたさになるようゆでる。
3. ゆでたブロッコリーにしょうゆをかけ、たっぷりのカツオ節を混ぜ合わせる。

※ベジブロスとは？
野菜の根や皮などを、かぶるくらいの水で30分ほど煮だしたもの。ベジブロスを用いると、スープのコクや風味が増して、より美味しく仕上がります。根や皮はよく洗ってから調理してください。

ホワイトシチュー

野菜をふんだんに使ったシチューのレシピ。ほとんど調味料を使わないため、野菜の滋味がしっかりと感じられます。

材料（４人分）
- ジャガイモ…２個
- タマネギ…１個
- ニンニク（みじん切り）…１かけ
- ニンジン…½本
- カリフラワー（またはブロッコリー）…½個
- ナタネ油…大さじ１
- 小麦粉…大さじ２
- 水（あればベジブロス※）…５カップ
- 塩…小さじ２
- 豆乳…１カップ
- パセリ…少々

作り方
1. タマネギは½個をみじん切りにする。
2. 鍋にナタネ油を入れ、みじん切りのタマネギとニンニクをよく炒める。じっくり炒めることでうまみ成分が出る。
3. 残りのタマネギ、ジャガイモ、ニンジンは乱切りにして、2に加えてさらに炒める。
4. 小麦粉を茶こしで振りながら入れる。
5. 水を加えて、やわらかくなるまで煮たら、一口大に切ったカリフラワーと塩を入れる。
6. ２～３分ゆでたら、豆乳を入れ、火をとめる。
7. スープ皿に盛り、みじん切りにしたパセリを散らす。

長芋のガーリックソテー

ナガイモをニンニクで炒めた絶品レシピ。ナガイモは火を通すと、ホクホクとした食感になり、食欲がすすみます。また、アルギニン酸やビタミンB_1などが含まれているため、疲労回復に最適です。栄養価の高さから「山うなぎ」という異名があるほどです。もうひと頑張りしたいときにぜひ。

材料（4人分）

- ナガイモ…200g
- ニンニク…1かけ
- ナタネ油…大さじ1
- しょうゆ…大さじ1と½
- 料理酒…大さじ1と½
- みりん…大さじ1と½
- 万能ネギ…適量

作り方

1. ナガイモは洗ってひげ根をとり、皮つきのまま約1㎝の輪切りにする。
2. フライパンにナタネ油を入れ、みじん切りにしたニンニクを炒めて香りを出したら、ナガイモの両面を焼く。軽く焦げ目がつくくらいが目安。
3. しょうゆ、料理酒、みりんを入れてからめる。
4. 照りがついたら、器に盛りつける。みじん切りにした万能ネギを散らす。

ひっつみ（だんご汁）

岩手県や宮城県北部の郷土料理・ひっつみのレシピです。この地方では稲作が栄えていましたが、冷害で不作になることもあったため、小麦粉などを水とこねて作るひっつみが古くから食べられてきました。サトイモやニンジン、ゴボウなどの根菜類をたっぷりと煮込むため、からだがあたたまります。

材料（４人分）

【だんごの材料】

- 小麦粉…100g
- 塩…小さじ¼
- ゴマ油…小さじ１
- 水…50mℓ〜

【そのほかの材料】

- サトイモ…３個
- ニンジン…½本
- ゴボウ…½本
- ダイコン…¼本
- 干しシイタケ…２枚
- シメジ…１袋
- 油揚げ…１枚
- 長ネギ…適量
- だし汁…７カップ
- ゴマ油…適量
- 塩…適量
- 調味料Ａ
  - 酒…大さじ４
  - しょうゆ…大さじ４
  - 塩…小さじ２

作り方

1. だんごを作る。ボウルに小麦粉、塩、水、ゴマ油を入れてよくこねる。
2. 弾力がついたら、ひとまとまりにする。ふきんをかけて、30分〜1時間ほど寝かせる。
3. サトイモ、ニンジン、ゴボウ、ダイコンは食べやすい大きさに切る。
4. 水でもどしたシイタケは細切りにする。シメジは食べやすい大きさにさく。油揚げは油抜きをしてから、細切りにする。
5. サトイモを塩で洗い、下ゆでしておく。
6. 鍋にゴマ油を入れ、野菜を炒める。
7. だし汁を加えて煮込む。途中で油揚げとサトイモを加える。
8. 野菜がやわらかくなったら、調味料Aで味つけする。
9. 2のだんごを手で平たくのばしてちぎり、入れる。
10. だんごに火が通ったら、小口切りにした長ネギを散らす。

ほうれん草のおひたし

ホウレンソウを使ったシンプルなおひたし。冬場のホウレンソウは、みずみずしく、甘みが強いのが特徴です。ビタミンCは夏どれの３倍も多いほか、鉄、βカロテン、ビタミンB_1、ビタミンB_2、葉酸、食物繊維なども豊富です。旬の美味しさを感じる１品です。

材料（４人分）

- ホウレンソウ（コマツナなど、ほかの青菜でもよい）…200g
- 塩…少々
- だし汁…½カップ
- しょうゆ…小さじ２

作り方

1. 塩を入れた熱湯でホウレンソウをさっとゆでる。
2. 水をはったボウルにとり、冷ます。
3. 水けを絞り、食べやすい大きさに切る。
4. 器に盛り、だし汁としょうゆを合わせ、ホウレンソウにかける。

玄米ごはん入り人参ポタージュ

玄米と野菜を同時にとれる絶品ポタージュのレシピです。粗みじん切りにしたタマネギを油でよく炒めるため、しっかりとうまみが感じられます。また、ニンジンに含まれるβカロテンは、油と一緒に炒めることで、体内での吸収率がぐんとアップします。元気をつけたいときにおすすめ。

材料（4人分）

- ニンジン…大1本
- タマネギ…中1個
- オリーブ油…適量
- 玄米ごはん（または白米）…⅓カップ
- 豆乳…1カップ
- 水（あればベジブロス）…4カップ
- 塩…小さじ2弱
- パセリ（みじん切り）…少々

作り方

1. 野菜を切る。タマネギは粗みじん切り、ニンジンは輪切りにする。
2. 鍋にオリーブ油を入れ、タマネギをよく炒める。ニンジンも入れて炒める。
3. 玄米ごはんと分量の水を加えて煮る。
4. やわらかくなったら、塩を入れて、火をとめて冷ます。
5. 4をミキサーにかける。
6. 5を鍋に戻してあたためる。
7. 火をとめて、豆乳を入れ、器に盛る。パセリをのせる。

玉ねぎステーキ

焼いたタマネギを、調味料で和えるシンプルレシピです。焼き色がつく程度に焼くことで、甘みがぐっと引き出されて美味です。タマネギには、血液をサラサラにするアリシンという成分が含まれており、善玉コレステロールを増やす効果が期待されています。からだの不調改善におすすめ。

材料（４人分）

- タマネギ…２個
- ニンニク…１かけ
- 塩…少々
- ナタネ油…大さじ１
- しょうゆ…大さじ２
- 料理酒…大さじ１
- みりん…大さじ１
- 砂糖…大さじ１と½

作り方

1. タマネギは厚さ２㎝程度の輪切りにする。
2. フライパンにナタネ油を入れ、みじん切りにしたニンニクを炒める。
3. ニンニクの香りが立ったら、タマネギを両面に焼き色がつく程度に焼く。
4. タマネギに火が通り、やわらかくなったら、すべての調味料を入れてからめる。
5. 少々煮詰めたら、器に盛る。

※ナタネ油はオリーブ油、ゴマ油でもよい。

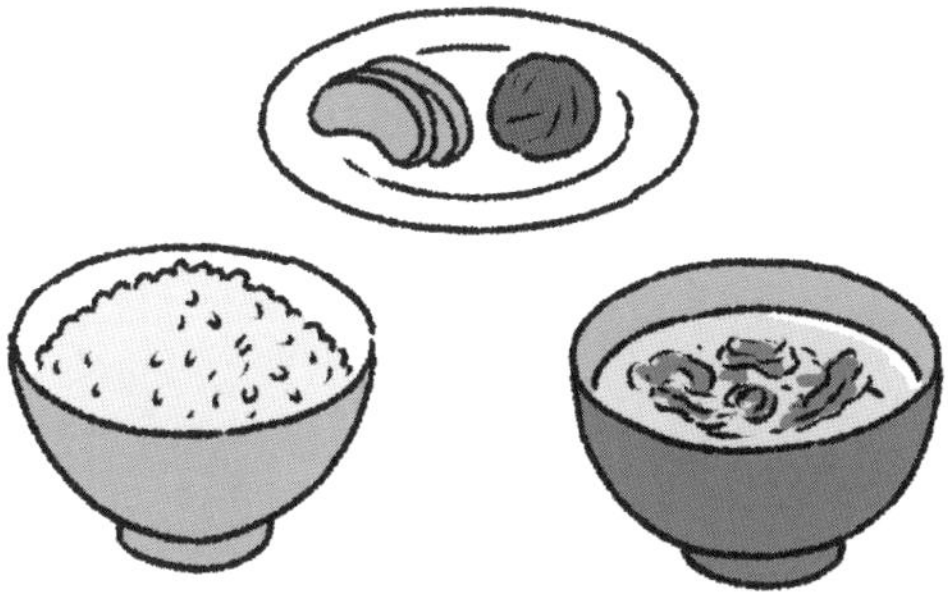

1年を通じて味わいたい！　絶品おかず3選

一汁一菜に加えて「もう1品ほしい」というときにおすすめの主菜・副菜のレシピを紹介します。主菜は、ダイズや車麩を使ったレシピなので、植物性タンパク質をしっかりとることができます。子どもから高齢の人まで、幅広い世代に愛される絶品料理。ぜひ、お試しください。

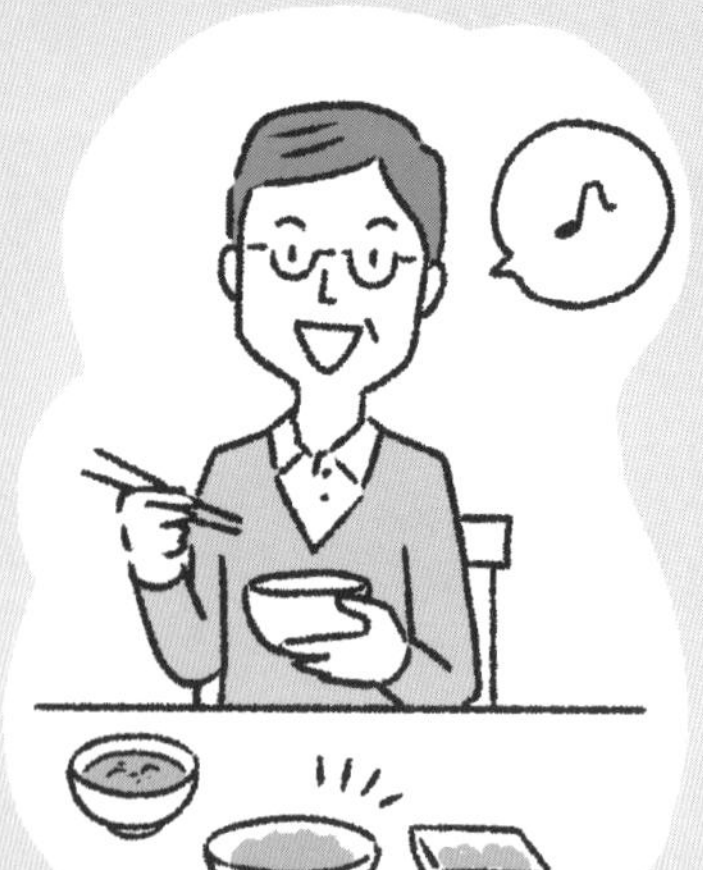

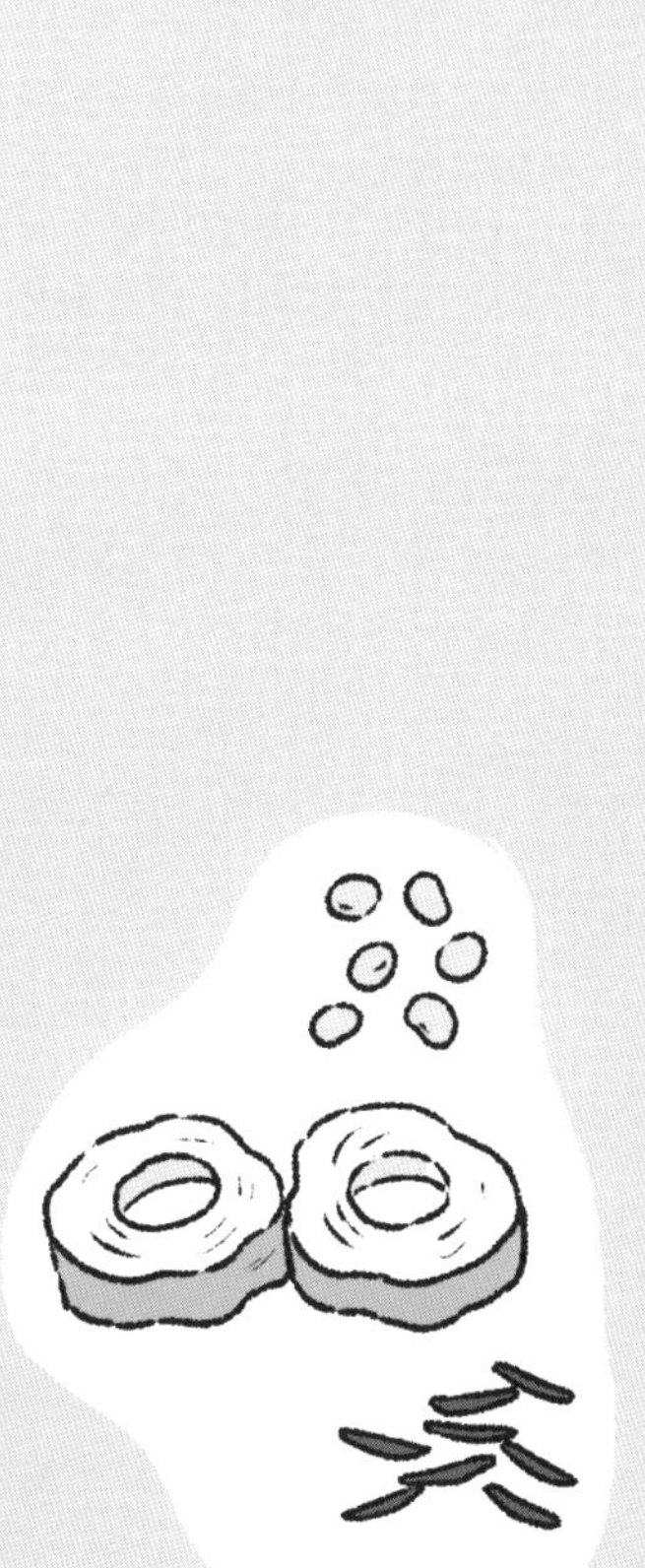

豆腐ステーキ

木綿豆腐をニンニク、調味料、ゴマ油で香ばしく焼きあげた絶品おかず。ローカロリーながら、植物性タンパク質が豊富なので、しっかりと満足感が得られます。木綿豆腐は、絹ごし豆腐よりも、タンパク質、カルシウム、鉄、ビタミンE、食物繊維が豊富に含まれています。

材料（4人分）
- 木綿豆腐…1丁
- ニンニク…2かけ
- ゴマ油…大さじ4
- しょうゆ…大さじ4
- 長ネギ…適量
- カツオ節…適量

作り方
1. ニンニクは1かけが4等分になるように切る。
2. 木綿豆腐は軽く水きりし、半分に切り、さらに横半分に切って4等分にする。
3. フライパンにゴマ油を入れ、弱火でニンニクを焼く。
4. ニンニクの香りが立ったら、木綿豆腐を入れて中火で両面を焼く（ニンニクがこげそうな場合は、取り出す）。
5. しょうゆを回し入れ、火をとめる。
6. 器に盛り、小口切りにした長ネギとカツオ節と焼いたニンニクをのせる。

車麩のフライ

車麩にパン粉をつけてカラッと揚げた食欲増進メニュー。フライにすることで、だし汁を吸った麩のうまみが倍増します。「おりざの食卓」で提供するお弁当の主菜のなかで、一番人気！うまみと食感のよさから、お肉とまちがえる人が多いです。子どもから高齢の人まで、みんな大好きです。

材料（4人分）

- 車麩…2個
- だし汁…½カップ
- しょうゆ…大さじ1
- みりん…大さじ⅔
- 小麦粉…適量
- 水溶き小麦粉…適量
- パン粉…適量
- 揚げ油…適量

作り方

1. だし汁、しょうゆ、みりんを合わせた合わせ調味料に車麩を入れ、味をしみこませる。
2. 1を4等分に切る。
3. 小麦粉、水溶き小麦粉、パン粉の順につける。
4. 180℃の油でカラッと揚げる。

【水溶き小麦粉の作り方】
小麦粉1と水1.5～2の割合で溶いてください。

大豆とひじきのベジつくね

ダイズ、海藻、野菜を、カタクリ粉と混ぜ合わせたつくねのレシピ。表面を油でカリッと香ばしく焼きあげますが、すりおろしたレンコンを用いるため、モチモチとした食感も楽しめます。薬味として、長ネギ、ショウガを用いるため、食欲がないときにもピッタリ。一年中食べたい絶品おかずです。

材料（4人分）
- ダイズ…180g
- 芽ヒジキ（乾燥）…大さじ2
- レンコン…200g
- 長ネギ…1本
- ショウガ…1かけ
- カタクリ粉…大さじ3
- ゴマ油…適量
- 調味料A
  しょうゆ…大さじ3
  みりん…大さじ3
  料理酒…大さじ2

作り方
1. ダイズは水でもどし、やわらかく煮た後、マッシャーなどでつぶす。
2. 芽ヒジキは水でもどす。
3. レンコンはすりおろす。長ネギ、ショウガはみじん切りにする。
4. ボウルに1、2、3の材料とカタクリ粉を入れて混ぜ合わせる。
5. 4を12等分して、小判形にする。
6. フライパンにゴマ油を入れ、5を両面、香ばしく焼きあげる。
7. 合わせておいた調味料Aを加えて煮詰める。

第4章

「医食同源」は自然が教えてくれた知恵袋

1日1杯の「梅《うめ》醤《しょう》番《ばん》茶《ちゃ》」

本書ではこれまで「調食ごはんとは何か」や「一汁一菜のレシピ」について詳しく紹介してきました。本章では、心身の不調を取り除き、健康をつくるのに役立つさまざまな知識をお伝えしたいと思います。

最初に紹介したいのが「**梅醤番茶**」です。梅醤番茶は、種をとった梅干し１個をつぶし、しょうゆ１、２滴とすりおろしたショウガ汁に熱い番茶を注ぐ飲み物です。

梅干しは「１日１個で医者いらず」といわれるくらい栄養満点のスーパーフードです。クエン酸による疲労回復効果が期待できるほか、強力な殺菌効果があります。昨今の研究では、インフルエンザウイルスの増殖抑制効果も確認されています。

また、梅干しは、アルカリ性食品であるため、酸性に偏った血液を正常に戻してくれます。甘いものや脂っこい肉などを食べた際には、梅醤番茶でリセットすることで、体調をととのえましょう。

発酵食品であるしょうゆは、抗酸化作用が強いことから、がん予防の効果が期待されています。一方、ショウガは、陰性の食材ですが、熱を加えることで陽性に転換します。そのため、からだをぽかぽかとあたためてくれます。

からだの調子が悪いときや、食事の毒消しをしたいときはもとより、日々の健康管理の一環として、1日1杯の梅醤番茶を飲んでみてください。飲み続けることで、からだの変化が感じられるようになるはずです。

梅醤番茶の主な期待される効果

・疲労回復
・風邪予防
・冷え性の改善
・免疫力の向上
・胃腸障害や下痢の改善（整腸作用）
・二日酔いの改善
・夏バテ防止
・口臭予防

梅醤番茶の作り方

材料（湯飲み茶わん１杯分）
- 番茶…適量
- 梅干し…１個
- しょうゆ…１、２滴
- ショウガ…適量

作り方

1. 湯のみ茶わんに種をとった梅干しを入れてつぶす。

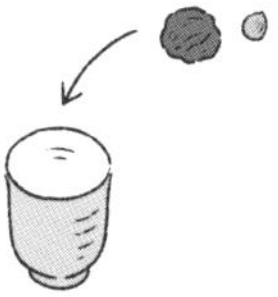

2. しょうゆとおろしたショウガ汁を加える。

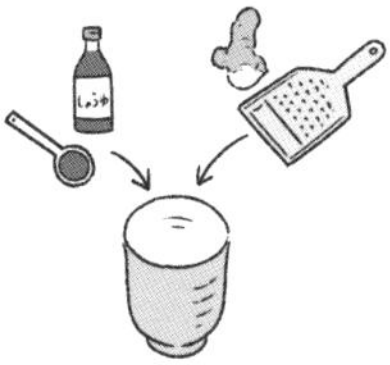

3. 熱い番茶を注ぐ。

※塩分制限がある人は、梅干しの量をかげんしてください。

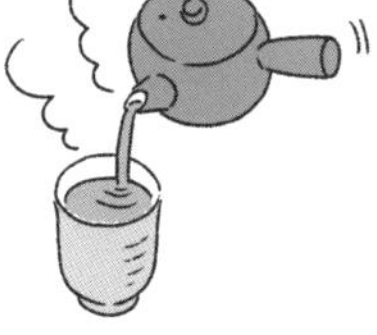

症状別！　食べて不調を解消する方法10選

からだに感じる不調はさまざまです。「一年中、冷え性で、体調を崩しやすい」という人がいれば、「眠りが浅くて、スッキリ起きられない」という人もいるでしょう。

ここでは、からだに感じる症状別に、不調改善に役立つ方法を厳選して紹介したいと思います。不調の改善にピッタリな自然療法を取り入れることで、元気を取り戻せるはずです。

冷え性で体調を崩しやすい

冷え性の人は、からだを冷やす食べ物を避けてください。本書で紹介している陰性食品を避けるほか、果物や甘いものを控えるのも効果的です。

一方、ニンジンやゴボウなど、からだをあたためる根菜類を積極的に食べてください。

症状別！　食べて不調を解消する方法10選

からだの不調／症状	代表的な改善方法
•冷え性で体調を崩しやすい	•根菜類を食べる •果物や甘いものを控える
•眠りが浅くてだるい（不眠症）	•玄米ごはんを食べる •タンポポの根の陰干しを煎じて飲む
•食欲がない	•薄味の玄米スープを食べる •シソ、ショウガ、黒豆を煎じて飲む
•胸やけがする	•番茶を飲む •ダイコンおろしにしょうゆをつけて食べる
•食欲異常（肥満）	•一口30回を目標によくかんで食べる •アズキ入りの玄米ごはんにゴマをかけて食べる
•むくみやすい	•薄味のゆでアズキを食べる •お茶の代わりにゆでアズキのゆで汁を飲む
•便秘をしやすい	•アズキ入りの玄米ごはんにすりゴマをかけて食べる •きんぴらゴボウを食べる
•下痢をしやすい	•熱湯で薄めた梅肉エキスを飲む •梅醤番茶を飲む
•気分が落ちこむ	•肉・魚などの動物性食品や白砂糖を減らす •レンコンとヨモギを煮込んだ汁を飲む
•月経トラブル	•梅肉エキスを飲む •レモン湯を飲む

参考：「家庭でできる自然療法」東城百合子／あなたと健康社

眠りが浅くてだるい（不眠症）

熟睡できない、なかなか眠れない。あなたもそのような悩みがあるならば、主食を白米から玄米ごはんに切り替えることをおすすめします。玄米には「ガンマオリザノール」という成分が含まれており、精神の安定や内分泌の働きを調整してくれるからです。

「タンポポの根の陰干し」を煎じて（煮詰めて）飲むのも、不眠解消に効果があるとされています。自然食品店などで販売されています。

そのほか、薄切りにした生のタマネギに酢とオリーブ油やココナツ油をかけてサラダのようにして食べるのもおすすめです。カボチャの種や、黒ゴマをいって食べるのもよいでしょう。

また、不眠解消の生活習慣として、夜遅くにごはんを食べるのを避けてください。

食べ物の消化吸収のために、胃腸に大きな負担がかかることで、眠りが浅くなるからです。少なくとも、就寝の３時間前までには、食事を済ませたいですね。

「食べないと元気が出ない」からといって、ごはんを詰めこむのも避けてください。消化のプロセスで、自律神経が休まらず、不眠につながります。「空腹を感じたときに腹八分目」が大切です。

食欲がない

食欲が湧かないときには、薄味の玄米スープを食べるのがよいとされています。また、シソの葉とショウガを４ｇずつ、黒豆１カップを合わせたものを煎じて（煮詰めて）飲むのもよいです。

胸やけがする

胸やけがするときには、番茶を飲むのがよいとされています。また、しょうゆをつけたダイコンおろしや梅干し、網で焼いたコンブのほか、あれば古漬けのたくあんを食べるのもおすすめです。

食欲異常（肥満）

どんなに食べても満たされず、過食に走り、肥満になってしまうことがあります。そういった場合には、よくかむ習慣を心がけてください。たくさんかめばかむほど、満腹中枢が刺激されてお腹いっぱいになりやすくなるからです。一口30回を目標に、肥満解消や病気療養の場合には、50～１００回かむことをおすすめします。

自然療法の食事としては、アズキ入りの玄米ごはんに、ゴマをかけて食べるのがよいとされています。ハトムギや黒豆などを混ぜこむのもよいです。

副食は、ネギやゴボウ、ダイコン、ニンジン、ヤマイモなどの根菜類のほか、海藻やコンニャクなどの食材を食べてください。水分は、番茶、ハトムギ茶、玄米茶、ハブ茶など、ミネラルやビタミンが豊富に含まれているものを飲んでください。一方、肉や甘いものの過食は避けましょう。

むくみやすい

むくみに悩まされている人は、薄味のゆでアズキを食べましょう。利尿作用があるため、尿がたくさん出るようになります。お茶や水の代わりに、ゆでアズキを作ったときのゆで汁を飲むのもおすすめです。

便秘をしやすい

慢性的な便秘の場合には、アズキを加えた玄米ごはんに、すりゴマをたっぷりとかけて食べるのがよいとされています。玄米ごはんには、ハトムギ、小麦胚芽、玄米胚芽などを加えてもよいです。副菜は、きんぴらゴボウを食べてください。

また、ダイコンの葉を細かく刻んで油で炒め、しょうゆで味つけしたものを、ゴマと一緒に玄米ごはんに混ぜて食べるのもよいです。

そのほか、以下のような食事もよいとされています。取り入れやすいものを選んでみてください。

- 薄く塩味をつけたゆでアズキ
- 根菜や高野豆腐、コンブなどを入れた煮しめ
- 大豆と根菜類の五目煮
- ヒジキの煮つけ
- ダイコン葉と油揚げの炒め煮

下痢をしやすい

お腹を下しやすい人は、以下のいずれかの食事を、日常生活に取り入れてみてください。

- 熱湯で薄めた梅肉エキスを飲む
- 梅醤番茶を飲む
- クズ湯を飲む

・ネギまたはニラの入った味噌雑炊に、生のヤマイモをすりおろして食べる
・焼いたニンニクを食べる

気分が落ちこむ

気分が落ちこんだり、鬱《うつ》っぽい場合には、肉や白砂糖のとりすぎが原因であることが多いです。これらの食事を意識的に減らしていきましょう。自然療法としては、適宜切ったレンコンとヨモギを煮出して、その汁をお茶代わりに飲むのがよいとされています。シソやウドを食べるのもおすすめです。

また、人気《ひとけ》の感じられる場所を１日２時間以上、散歩するのもよいとされています。昨今では、テレワークの推進など、人との関わりが減りがちですが、意識的に外に出て日光を浴びる習慣をもってみてください。

月経トラブル

なんらかの月経トラブル（月経困難、月経不順、月経過多、月経痛など）を抱えている場合には、アルカリ性食品である「梅肉エキス」や「エゾウコギエキス」を飲むのがよいとされています。いずれも、自然食品店などで販売されています。

また、レモン湯を飲用するのもよいです。国産のレモン1個のしぼり汁に、ハチミツ小さじ1と熱湯を注いだものです。1日1〜2回を目安に飲用してみてください。

一方、お菓子やジュース、脂っこい肉や魚、ウリ類（キュウリ、スイカ、メロンなど）の食べすぎを避けてください。

料理で大切にしたい〝心〟「余すところなく使い切る」

料理をする際に、知っていただきたい大切なポイントがあります。それは**「いただいた生命を、余すところなく大切に使い切る」**ということです。

食べ物というのは、単なる〝もの〟ではありません。母なる大自然が長い歴史のなかで育んできた大切な〝生命〟なのです。だからこそ、自分のからだに取り入れる際は、きれいに丸ごといただくことが大切です。根っこ、葉、種、皮は、細かく刻んでいっしょに煮込みます。

だしをとった後のコンブ、煮干し、カツオ節も、ぜひ有効活用してください。**だしがらを煮たり、酢につけたり、炒《い》ったりするだけで「捨てるなんてとんでもなかった！」と思うくらい美味しい1品ができあがります。**

子ども食堂「おりざの食卓」でも定番&人気のレシピを三つ紹介します。ぜひ、作ってみてくださいね。

だしがらの有効活用レシピ

・昆布のつくだ煮
・かつお節のふりかけ
・煮干しのマリネ

だし
がら

昆布のつくだ煮

常備菜としておすすめしたいのが、だしがらのコンブを使ったつくだ煮がおすすめ。だし汁と調味料でやわらかく煮込むことで、ごはんのお供になります。何杯でもごはんがすすみますよ。コンブには、からだの調子をととのえるミネラルが豊富なので、不調改善にもピッタリです。

材料（作りやすい分量）
- コンブ（だしがら）…適量
- ゴマ油…適量
- 酢…少々
- だし汁（または水）…適量
- しょうゆ…適量
- みりん…適量
- 白ゴマ…適量

作り方
1. だしがらのコンブはせん切りにする。
2. 鍋にゴマ油を入れ、コンブを炒める。
3. 2に酢を加える。
4. 水をひたひたまで入れ、ふたをして煮る。
5. 煮汁がなくなったら、だし汁をかぶる程度入れ、しょうゆ、みりんを加える。
6. これを2～3回繰り返し、コンブがやわらかくなるまで煮る（調味料は少しずつ加える）。
7. 器に盛り、白ゴマを振る。

かつお節のふりかけ

だしがらの再利用と思えないくらい絶品なのが、かつお節のふりかけ。カラカラになるまでいることで、立派なごはんのお供になります。カツオ節のだしがらには、健康なからだづくりに不可欠なアミノ酸が豊富なため、捨ててしまうのはもったいない食材です。ぜひ、有効活用してください。

材料（作りやすい分量）

- カツオ節（だしがら）…適量
- しょうゆ…適量
- みりん…適量
- 白ゴマ…適量

作り方

1. だしがらのカツオ節はみじん切りにする。
2. フライパンでカラカラになるまでいる（または150℃のオーブンで30分焼いてもＯＫ）。
3. ざるでこして、サラサラの粉状にし、しょうゆ、みりんで味をつける。
4. 器に盛り、白ゴマを振る。

煮干しのマリネ

煮干しを梅酢などで和えたサッパリおかず。だしがらの煮干しを食べることで、カルシウムをしっかり補給できます。煮干しのカルシウムは、100g中2200㎎と非常に豊富です。育ち盛りの子どもや高齢の人こそ食べたいですね。だしをとった後にはぜひ、作ってみてください。

材料（作りやすい分量）

- 煮干し（だしがら）…小12本
- 揚げ油…適量
- 小麦粉…適量
- 梅酢…大さじ2
- 酢…大さじ6
- 砂糖…大さじ1
- しょうゆ…小さじ½
- タマネギ…½個
- 塩…適量
- パセリ…適量

作り方

1. だしがらの煮干しに小麦粉をまぶす。
2. 170℃の油で揚げる（カリカリにならないように注意）。
3. ボウルに梅酢、酢、しょうゆ、砂糖を入れ、2を熱いうちに入れる。
4. 薄切りにしたタマネギを塩もみして、3に加える。
5. 器に盛り、みじん切りにしたパセリを振る。

※煮干しを使用するときは、小さなサイズが再利用するときにも食べやすいのでおすすめです。

料理をする人だけでなく、食べる人も、一粒の米も無駄にせずいただくことが大切です。子どもの頃に「ごはん粒を残すと、目がつぶれるよ」なんてことを親から言われた人もいるのではないでしょうか。

目というのは、顔についている2つの目ではありません。〝心の目〟です。このことは、東城百合子先生が常々、おっしゃっていたことでした。ごはんを粗末にすると、食べ物（生命）への感謝や、作ってくださった人への感謝を忘れてしまいます。生命を粗末にする、思いやりに欠けた人になってしまうということですね。

思えば、お米一粒だって、簡単には作れません。土に太陽の光と雨が降り注ぎ、農家さんが大事に育て、八百屋さんが野菜を仕入れて、ようやく私たちの手元にわたります。ごはんが自分の口に運ばれるまでに、数えきれないほどのたくさんの手が介在していることがわかります。このたくさんの手に、思いをはせたら、食べ物を無駄になどできなくなります。ささいなことに感じられるかもしれませんが、小さなことをおろそかにしない心をもつことが、人間の根っこを育てます。

東城百合子先生が教えてくれた「食事作りの15カ条」

既にお伝えのとおり、私に食事のイロハを教えてくださったのは、東城百合子先生です。30年ほど前に、体調を崩してから、心身の不調を改善したい一心でひたすら学んできました。

「自然に寄り添った食事を作るときの献立ポイント」として、1枚の紙にまとめてくださったものがあります。

一汁一菜食を実践する際には、料理の心がまえとして、参考にしていただければ嬉しいです。

自然に寄り添った食事を作るときの献立ポイント

ポイント❶ 白米の代わりになるべく分《ぶ》つき米・玄米を食べる。

ポイント❷ 白米の場合はヒエ、アワ、キビなどの雑穀や、黒米、赤米などの古代米を混ぜる。

ポイント❸ 白いパンの代わりに天然酵母の全粒粉のパンを食べる。

ポイント❹ 調味料は自然醸造の味噌、しょうゆ、自然塩がいい。

ポイント❺ タンパク質は肉に偏らないでマメ類やゴマ、麩、グルテン、木の実類などをとる。

ポイント❻ 砂糖の入った甘い飲み物、コーヒーなどの刺激物をやめ、薬草茶、豆乳などを飲む。

ポイント❼ 白砂糖、三温糖の代わりに、粗糖、黒砂糖、ハチミツを使用する。

ポイント❽ 化学調味料の使用をやめ、コンブ、煮干し、カツオ節、シイタケ、ニンニクなどの自然のだしにする。

ポイント❾ 酢は自然醸造酢、または梅酢、レモンなどを使用する。

ポイント❿ 動物性の油（バター・ラード）をやめて、なるべく植物油を使用する。

ポイント⓫ 野菜は根菜類や色の濃いもの（緑・黄・赤）を取り入れる。

ポイント⑫ 生野菜も少々取り入れる（片手いっぱい程度）。

ポイント⑬ 海藻は1日1回食べるように努める。

ポイント⑭ 間食をやめて腹八分目を心がける。胃腸の弱い人は食事前、食事中、食後など水やお茶などの水分を多く飲まない。胃液が薄められて消化が鈍るので食間に飲むようにする。

ポイント⑮ 夕食はなるべく早めにとり、消化の悪いものは避けること。お腹にためたまま休むと不眠のもとになる（食後3時間くらいしてから休むのが理想）。

15個のポイントがありますが、むずかしいことはありません。大切なことはとてもシンプルです。重要なポイントを抜粋すると、以下のとおりです。

・玄米や野菜、海藻、植物性のタンパク質を食べる。
・調味料は添加物の含まれていない自然なものを用いる。
・腹八分目を心がける。
・寝る3時間前までに食事を済ませて睡眠をとる。

できることから一つずつ、取り組んでみてください。

生命の尊さを伝える「箸の使い方」

食べることに関連して、箸についてもお話ししたいことがあります。

「箸の使い方」について教えられたことはありますか？　例えば「刺し箸はいけないよ」などといわれていますよね。両親はもとより、テレビや書籍などで学んだという人もいるかもしれません。
箸の使い方がなぜ大事かというと、「マナー知らずだと恥ずかしいからだ」と考える人もいるかもしれません。しかし実は、少し違います。**箸の使い方を理解することで、生命《いのち》ある食べ物に対して感謝の心をもって食べる習慣が身につくようになるからなのです。**

禁じ箸に「刺し箸」がありますが、なぜ、刺し箸をするのがよくないのでしょうか。それは、私たちがいただく食べ物はすべて〝お天道さまに命を吹きこまれた生命〟だからです。自分の血や肉になってくれるものに対して、生命だという認識があったら、刺すという行為ができなくなるものです。それが、単なる〝もの〟にしか見えていないと、ザクザク刺して食べても、何も感じなくなってしまうのです。

食べ物を〝もの〟としか見られなくなったら、生命をいただいていることに気づけなくなります。自然の恵みに対する感謝の心も失われてしまうでしょう。そうなると、人の心を刺すような言葉遣いも平気でしてしまうことになります。

だからこそ、箸の使い方をおろそかにせず、大切にしてほしいと思います。ささいなことかもしれませんが、小さな心がけ一つで、私たちの心のありようは大きく変わります。

「禁じ箸を知らなかった」という人、それは教わる機会がなかっただけで、この機会に「マナー以上の意味がある」ことを知っていただけたら嬉しいです。子どもに箸の使い方を教えることは、生命の大切さを伝える貴重な機会になります。

第5章

人生の羅針盤は「自然に寄り添って生きる」

健康の第一歩は「自然に寄り添う」ことから

心身ともに健康でありたい。幸せな人生を歩みたい。

これは、老若男女問わず、多くの人に共通する願いです。あなたが本書を手にとってくださったのも、こうした思いがあったからではないでしょうか。巷のテレビや書籍、インターネットも、この手の助言であふれかえっています。見方を変えれば、誰もが心身の健康や幸せを願いながら、実現できていないのが現状なのかもしれません。しかし、心身の健康を取り戻すために知っておくべきことは、それほど複雑ではありません。

知っておきたいのは「自然に寄り添って生きる」ということだけです。もちろん、実践するのは、そう簡単ではないかもしれません。でも、シンプルでわかりやすいですよね。

このことさえ押さえておけば、結果はおのずからついてきます。私自身の実体験、料理教室でお会いした生徒さん、子ども食堂「おりざの食卓」で出会ったたくさんの人たちとの交流を通して確信してまいりました。**60年の人生を通じて得た、私なりの〝真理〟です。**

食事については、日本で昔から食べられてきた食材を、四季に合わせて食べることが大切です。「栄養価が高くて話題だ」といった理由で、外国産の食材を取り入れても、私たちのからだに合った食べ物ではないことが多いからです。

スーパーでは、東南アジアや中南米のフルーツが売られていますが、からだを冷やす陰性の食材が多いです。暑い国に住む方々にとっては最高の恵みですね。気持ちを静めたり、集中したいときなどにも、陰性の食材が役立つでしょう。

私たちにとってはどうでしょうか。夏バテしたときや、ほてったからだを冷やしたいときに食べる分にはよいですが、常食するべき食べ物ではありません。からだを冷やしすぎてしまうからです。**春夏秋冬の季節に合わせて、根を張りぐんぐん成長する穀類や野菜、そして火山国である日本は、大地にミネラル分が少ないため海のものである魚や海藻こそが、私たちに必要なエネルギーを与えてくれる最適な食べ物なのです。**

私たちのからだは、私たちの生きる場所と「切っても切れない関係」にあります。それが「身土不二」です。この言葉が示すように、生活している土地の食べ物を食べることが、からだにとっても最良の食べ方なのです。

自然に逆らった食べ方は、ほかにもあります。それは、不必要な加工をした食べ物をとることです。食べ物を腐らせない保存料、砂糖の数百倍もの甘みがある人工甘味料……。こうした自然に存在しない人工添加物を加えて、食べ物のあり方を改変してしまうのは、不自然というほかありません。添加物にまみれた食べ物をからだに取り入れて、果たして健康になれるでしょうか。「腐らないから」「カロリーゼロだから」

という機能性だけに着目して、食べることに、私は違和感を禁じえません。

お米もそうです。玄米ならば、稲が日光、水、土から吸いあげることで生成されるビタミンB群や食物繊維などをそのままいただけます。しかし、食べやすさを追求するために、精米することで、70〜80％もの栄養素を捨ててしまうことになります。

水を湿らせた脱脂綿の上で、芽を出す玄米。そのまま腐り果ててしまう白米。どちらに食べ物としての生命力がみなぎっているかは、一目瞭然ですね。自然に寄り添うことの大切さについて、ご理解いただけましたら嬉しいです。

とはいえ、それを実践するのは、なかなかむずかしいかもしれません。今は便利な世の中になり、コンビニに行けばお弁当が買えるし、フードデリバリーを使えば、数十分であたたかい食事をとることができるからです。本書を読むなかで「なかなか厳しいことが書いてあるな」と感じる人もいるでしょう。

しかし、自然の摂理や、自然に通底することのなかにこそ、幸せに生きるための答

えが揺らぐことなく存在しています。時代が変わっても、大切なことは永遠不変です。その答えを見つけるために、ぜひ「調食」の実践から始めてほしいと思うのです。

玄米や旬の野菜、梅干しなどの漬物、発酵食品を食べる。自然だけがもつ生命力を丸ごといただく。それだけを愚直に取り入れてみてください。自然のパワーをそのままいただく生活を続けていけば、心身の健康を取り戻せる日がくるはずです。

禅語に「一華開五葉《いっかごようをひらく》　結果自然成《けっかじねんになる》」があります。「何事もベストを尽くそう。その後は結果を待つだけだ」という教訓です。まずは実践あるのみです。「自然に寄り添うこと」を押さえて、食生活を変えてみてください。あなたが元気を取り戻せることを、心からお祈りしています。

「根のごとく枝葉は繁る」は自然の法則

根のごとく枝葉は繁る。

私が尊敬してやまない東城百合子先生が教えてくださった大切な言葉です。暗闇のなか、進むべき道を示してくれた一筋の光明《こうみょう》です。もしもあなたが、悩み、悲しみ、もがき苦しんだときには、この言葉を思い出してください。私自身も幾度となく救われてきました。

木は根っこから、土にある栄養と水分を吸いあげて大きく成長します。しかし、吸いあげる根っこに問題があると、枝葉は繁りません。シワシワにしおれて、枯れてしまいます。木そのものが倒れてしまう可能性もあります。

このありさまは、私たち人間にも例えることができます。**人間の根っこの部分は何**

だと思われますか？　それは心です。心のありようが枝葉にあらわれます。生かされていることを忘れ、感謝の心を失った心は、災難、不運、不健康などの枝葉をつけてしまいます。

一方、自分を支えてくれるあらゆる存在に気づき、感謝の心をもって生きることができれば、人生は実り豊かなものとなります。

目には見えないけれど、たしかに存在する生命の源であるお天道さま（サムシング・グレート）、生命をつないでくれたご先祖さま、今をともに生きるパートナー、家族の存在。今の自分は、たくさんの存在によって支えられています。そのことに気づくのが幸福への一本道だと、私は考えています。

20年ほど前、私は家族のことで思い悩んでいました。夫は、不景気による業績悪化で、早期退職を余儀なくされました。ちょうどその頃、多感な年頃の子どもたちは不登校になってしまいました。最初は長女でした。その様子につられて、次女も登校を渋るようになりました。私自身の体調不良とも重なり、今まで経験をしたことがない家族の問題が山積し、どうすればよいのか本当に思い悩みました。

　このとき、東城百合子先生が「あなたの根っこに問題はないの？」と問いかけてくださったのです。その言葉にハッとしました。現状に不平不満ばかりを抱いていたからです。

　さらに東城先生は、「結婚というのは血をつなぐことよ」ともおっしゃいました。その意味がわからずに考えていると、「あなたねー、頭で考えたってダメよ！　お百度参りって聞いたことあるでしょう、もしわからなかったら百日間お墓参りをしてごらんなさい。そうしたらきっと見えてくるものがあるわよ」とおっしゃったのです。

　それから百日間、一日も欠かさずお墓参りをしました。お掃除をしてお花を供え、お水とお茶も取り替え、お線香を灯し、手を合わせる。同じことを繰り返す毎日は、自分との対話の時間でもありました。

　そして百日目。いつものように掃除をしていると、遠くからまっしぐらに駆けてくるタヌキのようなアライグマのような動物が……。目の前まで来てこちらをじっと見つめ、それからくるりと回り、元の方向に戻っていきました。

亡くなられた方は、姿を変えてメッセージを伝えることがあると聞いたことがあります。百日目に現れたその動物を見た瞬間、ご先祖さまの使者に違いないと思いました。そして「婚家の人として受け入れてもらえた」と、感じた瞬間でもありました。お線香に火をつけ手を合わせると、自然と涙が流れました。そのときの様子を東城先生にお話しすると、「それはきっとご先祖さまが流した嬉しい涙ね。あなたの思いが通じたのね」とおっしゃってくださいました。

それからも毎日、朝晩のお勤めで感謝の思いを伝え、家族であたたかい食卓を囲むことに努めました。

ほどなくして、子どもたちは再び、登校するようになったのです。私自身の心が変わることで行動も変わり、周りの現実がゆっくりと、でも確実に変わっていくことを、身をもって体感しました。とても貴重な体験でした。「根のごとく枝葉は繁る」は自然の法則なのだと心底実感しています。

なんらかの悩みを抱えているならば、自分自身の心を変えることが先です。その心のありようによって、大きく様変わりします。あなた自身や、あなたの家族の健康、幸福を願うならば、自分自身の心のありようを見つめなおしてみてください。

このメッセージは、悩みの渦中にいるあなたに伝えたいいちばん大きなメッセージです。それと同時に、30年前の自分にいちばん伝えたかった言葉です。

おわりに

ここまで本書をお読みくださり、ありがとうございます。感謝申し上げます。一汁一菜を基本に、自然に寄り添った生き方や食べ方の大切さをお伝えしました。あなたが抱えている悩みを解決するヒントを提供できましたら嬉しいです。

既にお話ししたとおり、私が若かりし頃の食生活は、決して自慢できるようなものではありませんでした。仕事で疲れた日は、面倒くさいからと、外食やファストフードのハンバーガーで食事を済ませるような毎日を送っていました。ポテトチップスや甘いお菓子を満足するまで食べることもありました。それでも、年齢が若かったためか、体調に異変を感じることもなく、自分の食生活が異常だとは思っていませんでした。

そのため、31歳でからだのしびれを感じ、救急病院のお世話になるなんて、夢にも思っていませんでした。青天の霹靂《へきれき》でしたね。

そんな私が、健康を取り戻せたのは、四季折々に旬を迎える食材を愛《め》で、自分が生かされていることへの感謝の思いを新たにしてからです。食への向き合い方と、自分自身の心のありようが変われば、その先の未来は、確実に変わっていきます。だからこそ、あなたの人生にも、調食ごはんを取り入れてほしいと願っています。

これまで30年以上にわたって、自然食の料理教室を続けてきましたが、カルチャーやファッション感覚で受講される人はほとんどいません。子どもがアトピー性皮膚炎を患っていたり、夫にがんが見つかるなどして、食生活の重要性を再認識し、料理教室の門戸を訪ねてくる人が大半です。症状が悪化する前に、快方に向かう人、気づくのが遅くて、取り返しがつかなかった人もいました。そのたびに「なぜ、もう少し、早く……」との思いでいっぱいになります。

私が筆を執ったのは、料理教室にいらっしゃる人とのやりとりのなかで「予防の大切さ」を痛感したからです。

心身の不調は、からだが教えてくれる重要な〝ＳＯＳサイン〟です。それを「大したことはない」と見逃さず、自分の根っこ（心）と正面から向き合う貴重な機会だととらえていただけると嬉しいです。

福々と旬を迎えた自然の恵みを、そのまま素直にいただくことで、心とからだが必要とするエネルギーを、とりこぼすことなく受け取ることができます。そのありがたいエネルギーによって細胞が元気になり、心とからだが、みるみるよみがえっていきます。

本書は、玄米や発酵食品など栄養価の高い食材を紹介し、健康へと導くためだけの本ではありません。あなたが、心から満ち足りた幸福な人生を歩むために必要な「心とからだのあり方」をお伝えする本です。

この本との出会いをきっかけに、あなたの心身の不調が取り除かれましたら、著者としてこれ以上に嬉しいことはありません。陰ながら、あなたが幸福な人生を歩まれますことを、心よりお祈り申し上げます。

佐藤宏美

佐藤宏美（さとう ひろみ）

家族相談士。食養生コーディネーター。タッピングタッチインストラクター。主任児童委員（民生委員児童委員協議会）。

1961年9月18日、宮城県亘理郡山元町生まれ。

呉服店を営む両親のもとで育つ。幼少期に果樹園の山でとって食べた旬の果物や、しぼりたてのミルクなど、新鮮な「おいしいもの」が身近にある環境で育つ。結婚後は専業主婦のかたわら、任意団体のメンバーとして料理教室などを運営する。

31歳のときに、原因不明の体調不良に見舞われた際に、『お母さんのやさしい栄養学』（東城百合子著／あなたと健康社）という本に運命を変えられる。

その後、料理教室「おりざの家の自然食料理教室」や子ども食堂「おりざの食卓」を開催し、のべ２万人に自然食を提供。

食を通して「自然に寄り添った生き方」の学びを30年伝え続けている。

装丁・本文フォーマット／清水洋子
編集協力／天才工場　吉田浩／大川朋子／奥山典幸／成川さやか／嶋屋佐知子
イラスト／岡本倫幸
編集担当／三宅川修慶（春陽堂書店）

30年《ねん》かかって一汁一菜《いちじゅういっさい》
四季折々《しきおりおり》の食材《しょくざい》で体《からだ》を整《ととの》える

2023年6月19日　初版第1刷発行

著　者／佐藤宏美《さとうひろみ》

発行者／伊藤良則

発行所／株式会社春陽堂書店
〒104-0061　東京都中央区銀座3丁目10-9　KEC銀座ビル
電話 03-6264-0855（代表）

印刷所／ラン印刷社

ISBN 978-4-394-38005-4